Leistungsdiagnostik

und

Trainingssteuerung

im

Ausdauersport

Stefan Schurr

Leistungsdiagnostik und Trainingssteuerung im Ausdauersport

www.Q-Sports.de

Aus gründen der besseren Übersicht erfolgt im Text keine explizite Differenzierung zwischen der weiblichen und männlichen Form.

Herstellung: Books on Demand GmbH, Norderstedt

ISBN 3-8330-0642-0

Vorwort

Für den leistungssportlich trainierenden Athleten ist die Trainingssteuerung ein unbedingtes Muß!

Dazu sind Leistungstest zugleich Voraussetzung und Rückmeldung für ein erfolgreiches Training. Sowohl im Rahmen eines langfristigen Leistungsaufbaus als auch innerhalb eines Trainingsjahres können Trainingsfortschritte, oder im ungünstigen Falle auch -rückschritte, festgestellt und entsprechend darauf reagiert werden.

In diesem Buch werden verschiedene Möglichkeiten der Diagnostik und ihrer Umsetzung vorgestellt. Ebenso werden Möglichkeiten der lang- und kurzfristigen Trainingsplanung für Ausdauersportler aufgezeigt. Dies beinhaltet neben den konventionellen Prinzipien und Möglichkeiten auch das Höhentraining, das vor allem auf höherem Leistungsniveau eine ausgezeichnete Möglichkeit bietet weitere Leistungsreserven zu erschließen.

Trainer und Athleten werden bestimmt viele neue Gesichtspunkte und Anregungen für eine erfolgreiche und effektive Trainingsgestaltung finden.

Viel Spaß beim lesen!

Inhalt

1 Anpassungen des Körpers an Training

Sportliches Training bedeutet eine innere Beanspruchung des Organismus, dessen individuelles Ausmaß von 2 Faktoren abhängig ist, der Größe der Belastung und dem Trainingszustand des Sportlers.
Jede sportliche Betätigung führt zu einer Ermüdung des Körpers. In der sich anschließenden Erholungsphase passt sich der Körper dann der vorangegangenen Beanspruchung an. Der Sportler kann nun weitere Belastungen besser bewältigen.
Die Phase der Umstellung der einzelnen Funktionssysteme dauert etwa 4 bis 6 Wochen und durchläuft drei Stadien:

1. **Phase der aktuellen Umstellung:**

   Die einzelnen Funktionssysteme des Körpers versuchen sich bereits während der Belastung die an sie gestellten Anforderungen zu bewältigen und sich darauf einzustellen. Dies ist von der Größe der aktuellen Beanspruchung abhängig.
   Um zu einer Anpassung zu gelangen, muß der Körper aber zuerst die Belastungsreize verarbeiten. Dies geschieht in der zweiten Phase, der Regenerationsphase.

2. **Phase der Regeneration**

   In dieser Phase wird der Gleichgewichtszustand des Körpers, der durch die vorausgegangene Belastung gestört wurde, wieder hergestellt. Dies dauert in den einzelnen Funktionssystemen des Organismus unterschiedlich lange.

3. **Phase der Anpassung**

   Erst durch regelmäßig wiederkehrende Belastungen und die anschließenden Regenerationsphasen entwickelt sich ein höheres Niveau der einzelnen Funktionssysteme. Diese stabilisieren sich nach Ablauf von etwa 4 bis 6 Wochen.

1.1 Anpassungsstufen

Der Organismus versucht sich auf ein neues Belastungsmaß einzustellen. Das Ziel der Anpassung ist für den Körper die innere Beanspruchung zu vermindern und auf einwirkende Belastungen möglichst effizient und ökonomisch zu reagieren. Dazu bedarf es regelmäßiger Belastungsreize über einen längeren Zeitraum. Die eigentlich Anpassung vollzieht sich innerhalb der schon erwähnten 4 bis 6 Wochen in 4 Stufen:

1. **Veränderungen im motorischen Bewegungsprogramm**

   Der Körper lernt überschüssige Bewegungen zu vermeiden, die spezifische Bewegung läuft ökonomischer und effizienter ab.
   Bereits nach einer Woche merkt der Sportler wie seine Bewegungen flüssiger und harmonischer ablaufen. Damit spart er Kraft.

2. **Vergrößerung der Energiespeicher**

   Durch sportartspezifische Belastungen kommt es zur Ausschöpfung der körpereigenen Energiespeicher. Der Körper reagiert darauf mit einer Vergrößerung dieser Speicher.
   Bei widerstandsorientiertem Training vergrößert sich in dieser Phase die Muskelmasse der beanspruchten Muskulatur.

3. **Optimierung geregelter Systeme und Strukturen**

   Nachdem sich in der zweiten Stufe die Muskulatur angepasst hat, bekommt sie nun in der dritten Stufe Unterstützung von den anderen Funktionssystemen des Organismus. Zur Erleichterung dieser Anpassung sollte in dieser Phase (nach etwa 3 Wochen) eine deutliche Umfangreduzierung des Trainings erfolgen.

4. **Koordination leistungsbeeinflussender Systeme**

   In dieser letzten Stufe findet nun die endgültige Harmonisierung und Stabilisierung aller beteiligten Funktionssysteme des Organismus statt.

Nach erfolgter Anpassung müssen dem Körper neuartige Reize gegeben werden um das erreichte Niveau weiter auszubauen, oder auf einem sehr hohen Niveau zu halten. Die nächste Anpassungsphase beginnt.

Stufe	Zeitl. Einordnung	Anpassung
1	7. - 10. Tag	Veränderung des motorischen Steuerprogramms
2	10. - 20. Tag	Vergrößerung der Energiespeicher
3	20. - 30. Tag	Optimierung geregelter Systeme und Strukturen
4	30. - 40. Tag	Koordinierung der Hierarchie der Systeme

Tab. 1/1: Zeitlicher Ablauf der Anpassung nach Neumann

1.2 Energiestoffwechsel

Der menschliche Organismus bedient sich generell dreier Prozesse der Energiefreisetzung:

- aerob
- anaerob laktazid
- anaerob alaktazid

Als aerob bezeichnet man die in Verbindung mit Sauerstoff ablaufenden Stoffwechselprozesse.
Im Gegensatz dazu laufen anaerobe Prozesse ohne Sauerstoffbeteiligung ab. Man unterscheidet bei den anaeroben Prozessen weiter ob der Prozeß mit (laktazid), oder ohne (alaktazid) Laktatbildung abläuft. Zur Laktatbildung kommt es bei intensiver anaerober Beanspruchung nach etwa 15 bis 20 Sekunden.

Für den Stoffwechsel bedient sich der Körper verschiedener Energiespeicher, die sich in ihrer Einsatzdauer zum Teil wesentlich unterscheiden:

1. Adenosintriphosphat (ATP), eingelagert in den Muskelzellen, maximale Einsatzdauer etwa 2 bis 3 Sekunden.
2. Kreatinphosphat (KrP), ebenfalls in den Muskelzellen eingelagert, einige Sekunden verfügbar.
3. Glykogen, eingelagert im Muskel und Leber, anaerob über eine Zeitdauer von 45 bis 90 Sekunden verfügbar, aerob über 60 bis 90 Minuten

4. Fett, eingelagert als Unterhautfettgewebe und in den Muskelzellen, liefert Energie für mehrere Stunden.

1.2.1 Anaerober Energiestoffwechsel

Der anaerobe Stoffwechsel wird dann eingesetzt, wenn der aerobe Stoffwechsel nicht mehr genügend Energie liefern kann, also die Intensität der Belastung relativ groß ist. Jetzt wird im Körper vermehrt Laktat gebildet.
Bei längeren intensiven Belastungen stehen Billdung und Abbau von Laktat im Gleichgewicht. Je nach Intensität und Belastungsdauer kann sich dieses Gleichgewicht zwischen 2 und 7 mmol/l befinden. Eine Belastung in diesem Intensitätsbereich kann aber nur einen begrenzten Zeitraum aufrecht erhalten werden. Danach muß die Intensität wieder reduziert werden.
Die Laktatbildungsfähigkeit des Körpers kann durch Training im intensiven Bereich verbessert werden.

1.2.2 Aerober Energiestoffwechsel

Die aerobe Form der Energiebereitstellung findet durch den Abbau von Glykogen und Fetten unter dem Einfluß von Sauerstoff statt. Dieser Weg der Energiegewinnung wird vom Organismus genutzt, wenn er weniger Energie pro Zeiteinheit benötigt, also bei geringer bis mittlerer Belastungsintensität. In erster Linie wird dabei das eingelagerte Muskelglykogen aufgebraucht.
Zusätzlich wird der Abbau von Fetten genutzt, und zwar um so mehr, je geringer die Intensität der Belastung ist. Aber beide Wege der Energiegewinnung beeinflussen sich ständig gegenseitig. Selbst bei geringer Belastungsintensität, bei der fast ausschließlich Fette verbrannt werden, muß der Kohlenhydratstoffwechsel funktionieren.
Durch Training werden die Glykogenspeicher des Körpers vergrößert, ebenso kann der Fettstoffwechsel bei zunehmender Belastung verbessert werden. Dazu muß mit einer Intensität von unter 60 Prozent der maximalen Sauerstoff-aufnahme trainiert werden.

	Aerober Energiestoffwechsel	**Anaerober Energiestoffwechsel**
Energiebereitstellung	langsam	schnell
pro Zeiteinheit freigesetzte Energiemenge	klein	groß
Bereitgestellte Gesamtenergiemenge	groß	klein
Milchsäurebildung ?	nein	ja
Energiegewinnung mittels Sauerstoff ?	ja	nein

Tab. 2/1: Vergleich von aerobem und anaerobem Energiestoffwechsel

1.2.3 Proteinstoffwechsel

Unter sehr extremen Langzeitausdauerbelastungen kann es zusätzlich zu einem Abbau von körpereigenen Proteinen kommen. Dabei werden Muskelstrukturen zerstört. Daher kann es hier zu sehr langen Regenerationszeiten kommen.
Um die abgebauten Proteine zu ersetzen, muß dementsprechend mit der Nahrung zur Regenerationsförderung die Proteinzufuhr nach einer derartigen Extrembelastung deutlich erhöht werden.

1.3 Maximale Sauerstoffaufnahme (VO_{2max})

Die maximale Sauerstoffaufnahme stellt ein Maß für die Leistungsfähigkeit der sauerstoffaufnehmenden, sauerstofftransportierenden und sauerstoffverwertenden Systeme des Organismus dar. Es handelt sich gewissermaßen um die Zusammenfassung der Leistungsfähigkeiten der Teilsysteme Atmung, Herz-Kreislauf-System und der Muskelzelle.
Die maximale Sauerstoffaufnahme gilt als zuverlässiges Bewertungsmaß für die maximale aerobe Leistungsfähigkeit des menschlichen Körpers. Vor allem in den intensiven Mittelzeitausdauerdisziplinen ist sie die entscheidende Leistungsgröße. Je länger die Belastung andauert, desto wichtiger wird die Möglichkeit die maximale Sauerstoffaufnahme zu einem möglichst hohen Prozentsatz auszuschöpfen.

1.3.1 Absolute und relative maximale Sauerstoffaufnahme

Für die Beurteilung der maximalen aeroben Leistungsfähigkeit hat sich der Bezug zum Körpergewicht als sinnvoll erwiesen. Dadurch werden unterschiedliche Sportler direkt miteinander vergleichbar. Frauen weisen gegenüber Männern etwa 5 bis 10-prozentig geringere Werte auf.

	Spitzensport (20-35 h/Woche)	Leistungssport (10-20 h/Woche)	Fitnesssport (4-10 h/Woche)
Skilangläufer	85-90	75-85	55-65
Langstreckenläufer	83-88	70-80	55-65
Radsportler	82-86	67-78	50-60
Triathleten	78-84	67-78	55-65
Schwimmer	70-75	62-70	45-50
Schnellkraftsportarten	55-65	50-55	40-50

*Tab. 3/1: Ausprägung der relativen maximalen Sauerstoffaufnahme (ml/kg*min)*

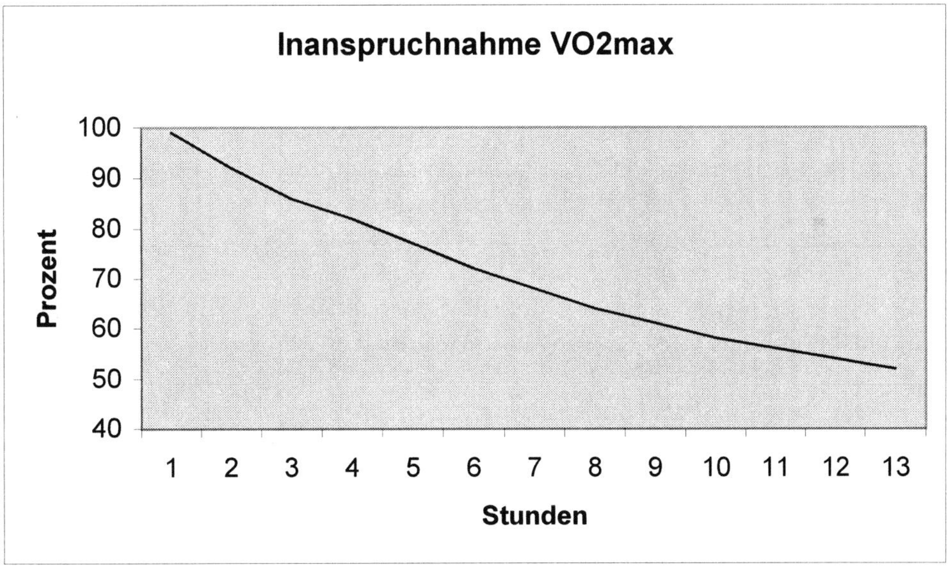

Abb. 1/1: Inanspruchnahme der maximalen Sauerstoffaufnahme bei ansteigender Belastungsdauer

1.3.2 Trainierbarkeit

Die maximale Sauerstoffaufnahme kann nur in sehr begrenzten Maßen erhöht werden. Selbst bei mehrjährigem Leistungstraining liegen die Steigerungsraten nur bei etwa 40 bis 50 Prozent.
Was aber vor allem bei längeren Ausdauerwettkämpfen das entscheidende Leistungskriterium darstellt, ist die Fähigkeit die maximale Aufnahme zu einem möglichst hohen Prozentsatz zu nutzen. Und diese Fähigkeit ist weit besser trainierbar.

1.4 Aerobe / anaerobe Schwelle

Für die Trainingspraxis ist das Wissen um die Form der Energiebereitstellung bei Belastungen von entscheidender Bedeutung. Nur so lässt sich das Training optimal gestalten und steuern. Wichtig ist vor allem der Übergang von der vorrangig aeroben zur zunehmend anaeroben Form der Energiebereitstellung.

Aerobe Schwelle
Sie stellt die Grenze der rein aeroben Energiebereitstellung dar. Das anfallende Laktat kann von der Muskulatur selbst beseitigt werden.

Aerob-anaerober Übergangsbereich
In dieser Belastungszone halten sich Laktatbildung und Laktatabbau die Waage, man spricht von einem Laktat-Steady-State.

Anaerobe Schwelle
Jetzt steigt trotz gleichbleibender Intensität der Laktatspiegel im Blut weiter an, die Intensität kann nicht mehr lange aufrecht erhalten werden

Aus zahlreichen Untersuchungen haben sich für die aerobe und anaerobe Schwelle zwei Werte herausgebildet: 2 und 4 mmol/l. Diese sind mit sehr hoher Genauigkeit verbunden. Trotzdem muß mit individuellen Abweichungen gerechnet werden, so dass man für genaue Werte für den einzelnen Sportler seine individuelle Schwelle bestimmen kann.

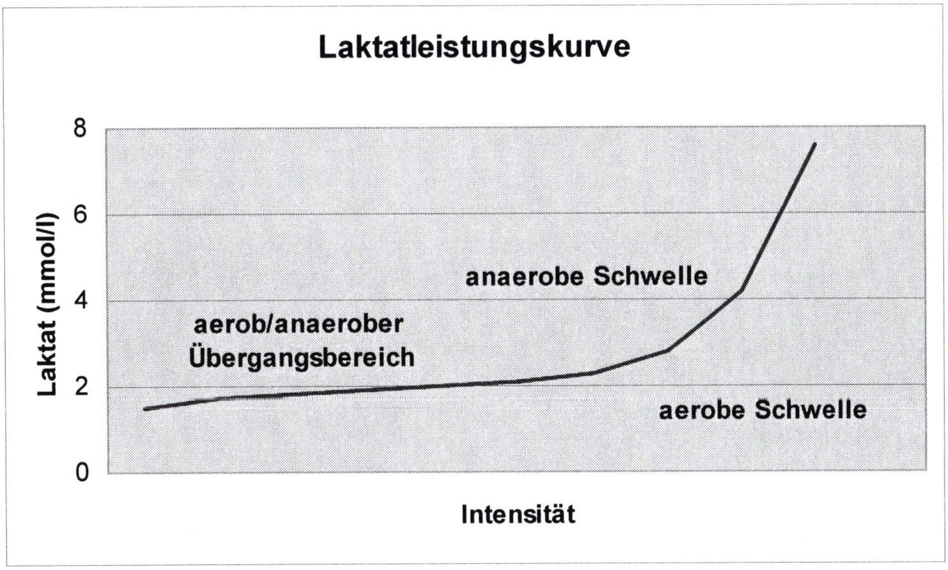

Abb. 2/1: Schematische Laktatleistungskurve

Individuelle anaerobe Schwelle

Sie stellt ein auf den Sportler bezogenes Maß dar und wird aufgrund der individuellen Laktatkurve bestimmt. An einem kritischen Anstieg der Kurve, der mittels einer Tangentenmethode festgelegt wird, wird der Schwellenwert festgelegt.

Durch sportliches Training verschiebt sich die Laktatkurve, die Schwellenwerte sind mit einer größeren Ausnutzung der maximalen Sauerstoffaufnahme verbunden.

Und je länger Wettkampfbelastungen andauern, umso wichtiger wird die Fähigkeit einen möglichst hohen Prozentsatz der maximalen Sauerstoffaufnahme auszuschöpfen.

	aerobe Schwelle	**anaerobe Schwelle**
Untrainiert	45-50% VO_{2max}	50-65% VO_{2max}
Fitness-Sportler	50-60% VO_{2max}	70-80% VO_{2max}
Leistungssportler	60-65% VO_{2max}	85-95% VO_{2max}

Tab. 4/1: Schwellenwerte bei unterschiedlichem Trainingszustand

2 Trainingsprinzipien

Die Trainingsprinzipien stellen die Grundlage der Trainingsplanung, -gestaltung und –steuerung dar. Erst ihre konsequente Umsetzung garantiert maximale Leistungsfortschritte.
Da sie übergeordnete Prinzipien mit hoher Allgemeingültigkeit sind, lassen sie für Trainer und Athleten gewisse individuelle Gestaltungsspielräume. Sie stehen nicht isoliert nebeneinander, sondern überschneiden sich inhaltlich, beziehungsweise schließen sich teilweise sogar in ihrer Anwendung gegenseitig aus.

2.1 Prinzip des wirksamen Belastungsreizes

Im Organismus werden nur dann Anpassungsreaktionen ausgelöst, wenn die Belastung im Training hinsichtlich Umfang und Intensität eine wirksame Belastungsschwelle überschreitet. Das bedeutet, dass unterschwellige Reize wirkungslos bleiben.
Für eine optimale Anpassung muß der Belastungsreiz stark überschwellig sein. Schwach überschwellige Reize erhalten lediglich das Funktionsniveau des Organismus.
Je höher das Leistungsniveau des Athleten ausgeprägt ist, desto deutlicher muß diese Belastungsschwelle überschritten werden. Dabei besteht natürlich immer die Gefahr, dass die Reize zu stark ausgeprägt werden und damit das Funktionsniveau des Organismus geschädigt wird.

2.2 Prinzip der progressiven Belastungssteigerung

Nach einer erfolgreichen Funktionsanpassung des Körpers an einen Belastungsreiz werden nachfolgend gleichbleibende Belastungen unwirksam. Die Belastungsschwelle des Organismus wurde nach oben verschoben und der Körper gewöhnt sich quasi an die gewohnte Art der Belastung.
Um eine weitere Leistungssteigerung zu erreichen, muß der Organismus einem stärkeren Belastungsreiz ausgesetzt werden. Dies kann allmählich, das heißt mit einer kontinuierlich fortschreitenden Belastungserhöhung, oder sprunghaft, in Form sogenannter Gipfelbelastungen, erfolgen.
Die Art der sprunghaften Steigerung ist vor allem dann sinnvoll, wenn der Leistungszustand des Athleten bereits sehr hoch ausgeprägt ist und durch stetige

Steigerungen ein weiterer Leistungsfortschritt nur noch sehr schwer realisiert werden kann.
Die Belastungssteigerung kann auf ganz unterschiedliche Art erreicht werden. Als sinnvoll hat sich ein Vorgehen nach folgender Reihenfolge erwiesen:

1. Erhöhung der Trainingshäufigkeit
2. Erhöhung des Trainingsumfangs innerhalb einer Trainingseinheit
3. Verkürzung von Pausen innerhalb einer Trainingseinheit
4. Erhöhung der Trainingsintensität

Bei Einhaltung dieses Schemas kann sichergestellt werden, dass auf längere Zeit eine kontinuierliche Belastungssteigerung gesetzt werden kann.

2.3 Prinzip der Variation der Trainingsbelastung

Ständig gleichbleibende Trainingsbelastungen sind monoton und wirken sich vor allem auf das vegetative Nervensystem sehr ermüdend aus. Die Folge daraus: die körperliche Leistungsbereitschaft sinkt, der Leistungsfortschritt stagniert. Wir sprechen in diesem Zusammenhang von einer sogenannten „Leistungsbarriere". Sie kann mit Hilfe von veränderten Trainingsbelastungen durchbrochen werden. Vor allem Variationen der Bewegungsdynamik, sowie das Einbeziehen neuartiger Übungen, die veränderte Belastungssituationen darstellen, haben sich in diesem Zusammenhang als sehr hilfreich erwiesen.
Ein weiterer sehr positiver Effekt der vielseitigen Trainingsbelastungen ist eine größere Belastungsverträglichkeit und geringere Verletzungsanfälligkeit des Athleten. Durch monotone Belastungen werden Überlastungen des Körpers provoziert!

2.4 Prinzip der optimalen Gestaltung von Be- und Entlastung

Hierbei handelt es sich um eines der wichtigsten und am meisten vernachlässigten Prinzips der Trainingsplanung.
Eine Trainingsbelastung stellt für den Organismus einen Stress dar. Von diesem muß er sich zunächst einmal erholen. Erst danach kann der nächste Belastungsreiz wieder optimal verarbeitet und für eine weitere

Leistungssteigerung genutzt werden. Man spricht in diesem Zusammenhang von der sogenannten Superkompensation, die sich in folgende vier Phasen gliedern lässt:

1. Phase: Belastung, damit Störung und Erniedrigung des Funktionsniveaus.
2. Phase: Erholung des Organismus, verbunden mit einer allmählichen Wiederherstellung des Funktionsniveaus.
3. Phase: Superkompensation, eine überschießende Wiederherstellung des Funktionsniveaus.
4. Phase: Reduktion, die erneute Abnahme des zuvor erhöhten Funktionsniveaus.

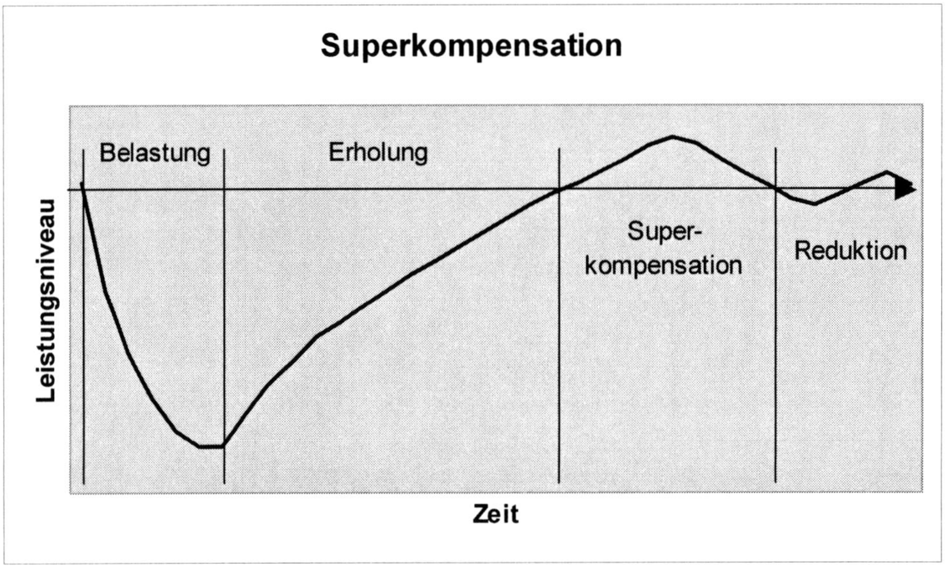

Abb. 1/2: Superkompensationsmodell

Optimal ist es jetzt natürlich, wenn der nachfolgende Belastungsreiz in die Phase der Superkompensation gelegt wird. Dadurch bringt die Superkompensation dieser weiteren Belastung eine weitere Funktionserhöhung.
In der Praxis ist dies nun aber nicht immer ganz so einfach, da die verschiedenen Funktionssysteme des Organismus unterschiedliche Regenerationszeiten benötigen.

Wird der nachfolgende Belastungsreiz zu spät gesetzt, dann hat sich das Leistungsniveau bereits wieder auf sein Ausgangsniveau zurückgebildet. Wird der Belastungsreiz zu früh gesetzt, dann findet keine Superkompensation statt. Im schlimmsten Fall ist noch nicht einmal die Erholung vollständig, so dass sich das Leistungsniveau sogar reduziert, man spricht in diesem Zusammenhang dann von einem Übertraining des Athleten.

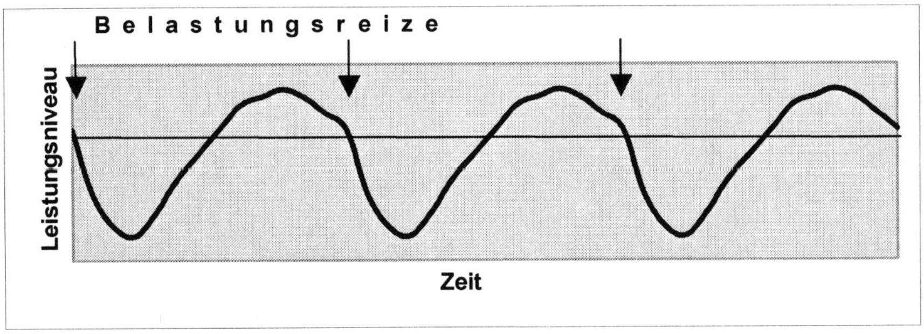

Abb. 2/2: neuer Belastungsreiz zu spät

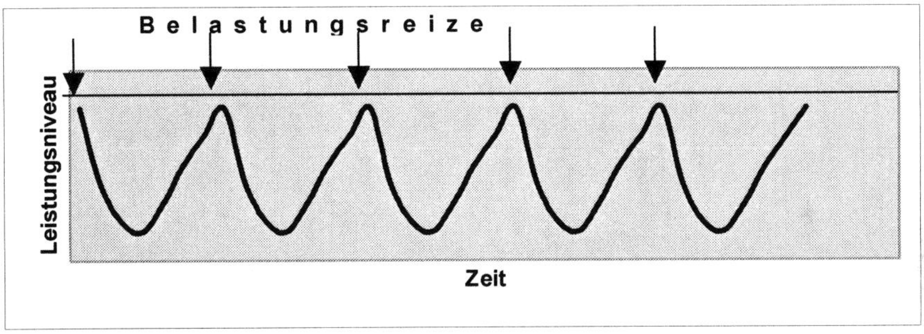

Abb. 3/2: neuer Belastungsreiz zu früh, es findet keine Superkompensation statt

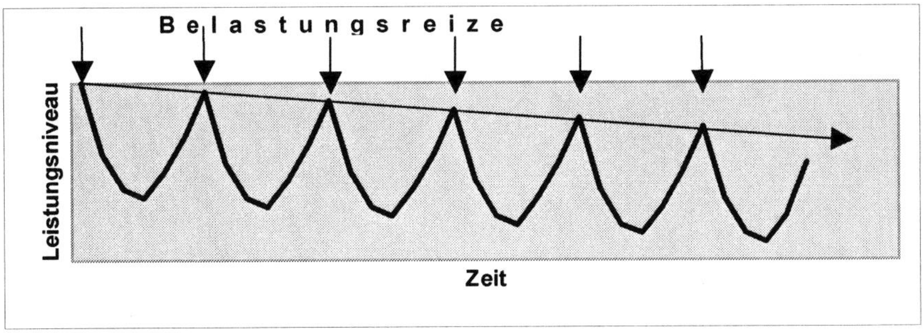

Abb. 4/2: neuer Belastungsreiz zu früh, es kommt zu einem Übertraining

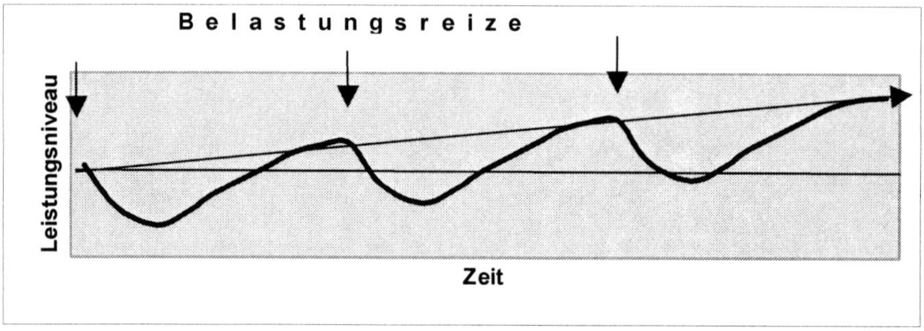

Abb. 5/2: optimal gesetzter neuer Belastungsreiz

Zeit	Ablauf
4. - 6. Minute	Vollständige Auffüllung der Kreatinphosphatspeicher
20. Minute	Rückkehr von Herzschlagfrequenz und Blutdruck zum Ausgangswert
20. – 30. Minute	Ausgleich der Unterzuckerung
30. Minute	Gleichgewicht im Säure-Basen-Haushalt; Abnahme der Laktatkonzentration unter 3 mmol/l.
60. Minute	Nachlassen der Proteinsynthesehemmung in der beanspruchten Muskulatur
90. Minute	Umschlag von der katabolen (abbauenden) in die überwiegend anabole (aufbauende) Stoffwechsellage, damit auch verstärkter Proteinumsatz
2. Stunde	Überwiegende Wiederherstellung der ermüdeten Muskulatur, erste Stufe der motorischen Wiederbelastbarkeit
6. Stunde – 1. Tag	Ausgleich im Flüssigkeitshaushalt
1. Tag	Wiederauffüllung des Leberglykogens
2. – 7. Tag	Wiederauffüllung des Muskelglykogens
3. – 5. Tag	Auffüllung der muskulären Fettspeicher
3. – 10. Tag	Wiederkehr submaximaler Ausdauer- und Kraftleistungsfähigkeit
7. – 14. Tag	Wiederkehr der vollen muskulären, sportartspezifischen und aeroben Leistungsfähigkeit
1. – 3. Woche	Psychische Erholung vom gesamtorganismischen Belastungsstress und Wiederabrufbarkeit der sportartspezifischen Komplexleistung

Tab. 1/2: Zeitlicher Ablauf der Regeneration

Phasen- einteilung	Regenerationsvorgang	Zeitdauer	Vorausgegangene Belastung
Frühphase	Wiederauffüllung der Kreatinphosphatspeicher	4 - 6 Minuten	Maximalbelastung 10-12s (alaktazid)
	Abbau des Blutlaktats (Halbwertszeit)	1 - 3 Stunden (15 Minuten)	Intensive anaerobe Belastung
	Beginn der Glykogenauffüllung	Bis 2 Stunden	Anaerob-laktazide Belastung
Spätphase	Elektrolytausgleich (Na, K)	6 Stunden	Lange Belastung mit großem Flüssigkeitsverlust
	Aufbau kontraktiler Eiweiße	12 - 48 Stunden	Maximale Muskelbelastungen
	Kompensation von Glykogen	24 - 48 Stunden	Intensive aerobe Belastung
Superkompen- sationsphase	Ausgleich verlorener Muskelenzyme	48 - 60 Stunden	Hochintensive oder überlange Belastungen
	Wiederaufbau von Struktureiweiß	48 - 72 Stunden	Häufige Laktatbildung im Muskel
	Superkompensation der Glykogenspeicher	2 - 3 Tage	Intensive aerobe Belastung
	Elektrolytausgleich (Mg, Fe)	2 - 3 Tage	Lange Belastung mit großem Flüssigkeitsverlust
	Ausgleich im Hormon- haushalt	2 - 5 Tage	Anaerob-laktazide Belast- ungen, psychischer Streß
	Neuaufbau von Struktureiweiß	Tage - Wochen	Lange, relativ intensive Belastungen

Tab. 2/2: Zeitspannen für Regenerationsabläufe nach entsprechenden Belastungen

2.5 Prinzip der Wiederholung und Kontinuität

Für eine Funktionsanpassung des Organismus muß eine Belastungsreiz mehrfach und regelmäßig wiederholt werden.

Für eine stabile Funktionserhöhung sind mindestens 4 bis 6 Wochen Belastungskontinuität innerhalb eines Trainingsschwerpunktes notwendig.

2.6 Prinzip der Periodisierung und Zyklisierung

Ein Leistungssportler kann nicht das ganze Jahr über Höchstleistungen vollbringen. Das Trainingsjahr wird daher gezielt in aufbauende, stabilisierende und reduzierende (erholende) Belastungsphasen unterteilt.
Dasselbe Prinzip wird auch kurz- und mittelfristig innerhalb dieser Trainingsphasen angewendet um Überlastungen zu vermeiden und Leistungsspitzen zu Wettkampfhöhepunkten herauszubilden.

2.7 Prinzip der Individualität

Eine optimale Leistungsentwicklung muß die individuellen Voraussetzungen jedes einzelnen Sportlers berücksichtigen. Dies beinhaltet vor allem folgende Gesichtspunkte:

- biologisches Alter
- Trainingsalter
- körperliche Voraussetzungen
- Talent
- geistig-seelische Eigenschaften

2.8 Prinzip der zunehmenden Spezialisierung

Um eine optimale Leistungsentwicklung in der Spezialdisziplin zu gewährleisten muß der Anteil der speziellen Trainings sowohl innerhalb der einzelnen Trainingsstufen als auch innerhalb des Jahresablaufs gegenüber dem allgemeinen Training systematisch erhöht werden.

2.9 Zusammenfassung der Trainingsprinzipien

Trainingsprinzip	Wirkung
Wirksamer Belastungsreiz → Belastung sollte dem derzeitigen Trainingszustand angemessen sein	Auslösung der Anpassung
Progressive Belastungssteigerung → Belastung sollte entsprechend der Leistungsentwicklung erhöht werden	Auslösung der Anpassung
Variation der Belastung → Abwechslung zur Vermeidung von Leistungsbarrieren	Auslösung der Anpassung
Gestaltung von Be- und Entlastung → Ausreichende Regeneration ist Voraussetzung für nächste Belastung	Sicherung der Anpassung
Wiederholung und Kontinuität → Optimale Belastungsanpassung für weitere Leistungssteigerungen	Sicherung der Anpassung
Periodisierung und Zyklisierung → Aufteilung in aufbauende, stabilisierende und reduzierende Belastungsphasen	Sicherung der Anpassung
Individualität → Berücksichtigung der Individualität des einzelnen Sportlers	Steuerung der Anpassung
Zunehmende Spezialisierung → allgemeines Training verliert gegenüber speziellem Training an Bedeutung	Steuerung der Anpassung

Tab. 3/2: Trainingsprinzipien und ihre Wirkungen

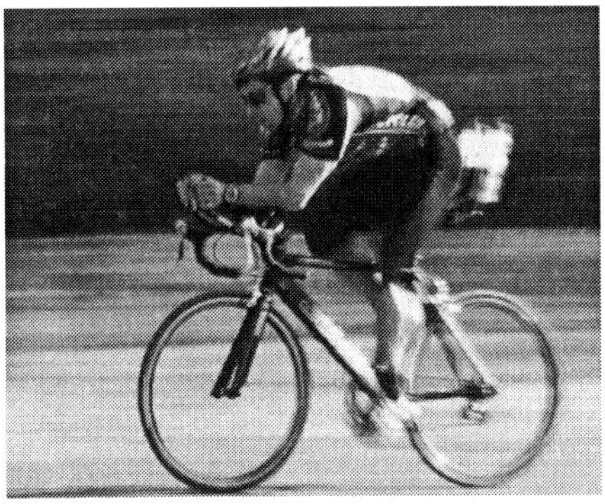

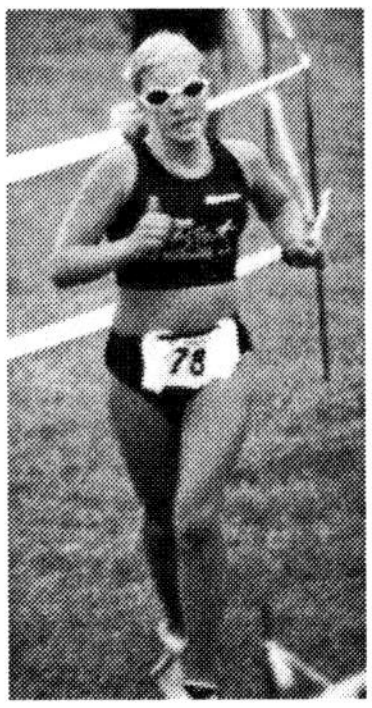

3 Trainingsmethoden

3.1 Krafttraining

Die Kraft ist die energetische Basis aller sportlichen Leistungen bei denen die beanspruchte Muskulatur mehr als 30 Prozent ihres maximalen Potenzials einsetzen muß. Für den Ausdauersport ist vor allem die spezifische Kraftausdauer von entscheidender Bedeutung.
Als grundlegende Fähigkeit ist die Maximalkraft anzusehen. Allerdings dominiert der Einfluß der Maximalkraftfähigkeit auf die Kraftausdauerleistung eindeutig bei kürzerer Belastungsdauer und nimmt mit zunehmender Wettkampfdauer deutlich ab.

Definition:

Die **Maximalkraft** ist eine spezifische Kraftfähigkeit des Sportlers bei willkürlicher Muskelkontraktion maximale Kraft zu entfalten.
Die **Kraftausdauer** ist eine komplexe konditionelle Fähigkeit, die bei wiederholten Bewegungen mit Kraft- und Ausdaueranforderungen eine möglichst geringe Differenz zwischen den maximal möglichen und dem durchschnittlich realisierten Kraftstoß sichert.

Die Fähigkeit effektiv Kraft zu erzeugen, hängt hauptsächlich von folgenden Faktoren ab:

- Muskelquerschnitt
- Muskelfaserverteilung
- intramuskuläre Koordination (Zusammenspiel der motorischen Einheiten innerhalb des Muskels)
- intermuskuläre Koordination (Zusammenspiel der Muskeln untereinander)
- Energiebereitstellung
- Motivation
- Technik

3.1.1 Maximalkrafttraining

Das Maximalkrafttraining läuft normalerweise in zwei Schritten ab. Als erstes wird ein Muskelaufbautraining durchgeführt, d.h. die Querschnittsfläche der Muskulatur wird vergrößert.
Im Anschluß daran wird dann ein intramuskuläres Koordinationstraining durchgeführt. Dadurch wird der synchrone Einsatz möglichst vieler motorischer Einheiten erreicht, d.h. der Muskel kann letztendlich mehr Kraft entfalten.
Für die erste Phase der Querschnittsvergrößerung der Muskulatur sind recht hohe und langanhaltende Trainings- und Belastungsreize erforderlich. Im Training wird daher mit entsprechend hohen Wiederholungszahlen gearbeitet.
Für das intramuskuläre Koordinationstraining wird dann die Intensität entsprechend gesteigert und die Wiederholungszahlen werden verringert.
Für den **Muskelaufbau** hat sich im Ausdauersport vor allem eine Methoden bewährt:

Methode der erschöpfenden submaximalen Krafteinsätze	
Arbeitsweise:	konzentrisch-gleichmäßig
Intensität:	submaximal; 75-90%
Bewegungsgeschw.:	langsam-zügig
Dauer:	bis zur zeitweiligen lokalen Muskelerschöpfung (ca. 5-12 Wdh.)
Pausen:	3-5 min Serienpause; ca. 1-2 min innerhalb der Serie
Umfang:	hoch; 3-8 Serien pro Übung

Trainingswirkung:

→ Muskelfaserquerschnittsvergrößerung (ST- und FT- Fasern)
→ Phosphatspeicher- und bedingt Glykogenspeicher-Vergrößerung
→ Verbesserung des alaktaziden und laktaziden Stoffwechsels

Im Anschluß an das Training mit dieser Methode zur Muskelfaserquerschnittsvergrößerung kommt dann im Training der **intramuskulären Koordination (IK-Training)** folgende Methode zur Anwendung:

Methode der explosiven-maximalen Krafteinsätze	
Arbeitsweise:	konzentrisch
Intensität:	maximal; 90-100%
Bewegungsgeschw.:	zügig, bei explosivem Krafteinsatz
Dauer:	1-5 Wdh
Pausen:	3-5 min
Umfang:	5-8 Serien pro Übung

Trainingswirkung:

→ Verbesserung der intramuskuläre Koordination
→ Verringerung des Kraftdefizits
→ Verbesserung der relativen Kraft
→ Verbesserung des Kraftanstiegs und damit der Schnellkraft

Neben den aufgeführten Methoden gibt es noch eine weitere Möglichkeit des Maximalkrafttrainings: die Pyramidenmethode. Sie verbindet die beiden grundsätzlichen Belastungsformen des Maximalkrafttrainings.
Bei der Pyramidenmethode werden sowohl Serien mit vorrangiger Hypertrophiewirkung als auch solche mit IK-Wirkung absolviert. Innerhalb eines Trainings werden dazu Serien mit hohen Wiederholungszahlen und Serien mit geringen Wiederholungszahlen durchgeführt. Die Reihenfolge kann dabei unterschiedlich angelegt werden: entweder mit absteigenden, oder mit aufsteigenden Wiederholungszahlen, oder kombiniert, also zuerst ab- und anschließend wieder aufsteigend. Der Gesamtumfang dieser Trainingsmethode ist relativ groß und kann bis zu zehn Serien betragen.

3.1.2 Kraftausdauertraining

Auf niedrigem Leistungsniveau ist die Transferwirkung des allgemeinen Kraftausdauertrainings auf spezielle Kraftfähigkeiten relativ groß. Im höheren Leistungsbereich geht diese Wirkung mehr und mehr verloren. Das bedeutet, daß zusätzlich ein disziplinspezifisches Krafttraining als Ergänzung zum allgemeinen betrieben werden muß.
Das spezifische Krafttraining stellt dabei den koordinativen Zusammenhang mit der Disziplinbewegung her.

Ein einfaches und wirkungsvolles Trainingsmittel stellt hier das Durchführen der Wettkampfübung mit Zusatzlasten, oder unter erschwerten Bedingungen dar. Also z.B. die Verwendung von Paddels im Schwimmen, das Fahren mit nicht optimaler, zu großer Übersetzung im Radfahren, oder das Laufen bergauf. Trainingsmethodisch ist diese Art des spezifischen Kraftausdauertrainings mehr dem Ausdauertraining zuzuordnen.

Die allgemeine Kraftausdauer wird auf zwei unterschiedliche Arten ausgeprägt:

Methode der intensiven Kurzzeitintervalle

Arbeitsweise:	konzentrisch-kontinuierlich
Intensität:	fast maximal; 50-70%
Bewegungsgeschw.:	optimal schnell
Dauer:	30-45 Sek.
Pausen:	20-45 Sek. bei Satz- und Zirkeltraining, 60-90 Sek. bei Stationstraining;
Umfang:	hoch; 4-6 Serien pro Übung; 3-4 Zirkel mit 6-8 Stationen

Methode der erschöpfenden Mittelzeitintervallen

Arbeitsweise:	konzentrisch
Intensität:	submaximal; 30-50%
Bewegungsgeschw.:	zügig-schnell
Dauer:	1-2 Min; bis zur lokalen Muskelerschöpfung
Pausen:	4-8 Min. bei Stationstraining, 2-4 Min. bei Satztraining
Umfang:	mittel; 2-5 Serien pro Übung

Trainingswirkung:

→ Erhöhung der Säuretoleranz
→ Verbesserung des laktaziden und aeroben Stoffwechsels
→ Vergrößerung der Muskelglykogenspeicher

3.2 Ausdauertraining

Die Ausdauer ist für den Ausdauersportler natürlich selbstredend die entscheidende und wichtigste Leistungsvoraussetzung.

Definition:

Ausdauer ist die Widerstandsfähigkeit gegenüber Ermüdung. Bei lang andauernden Belastungen in aerober Stoffwechsellage wird sie als spezifische Fähigkeit als **Grundlagenausdauer** bezeichnet. Nach der Belastungsdauer wird sie in die Bereiche **Kurzzeitausdauer** (35 Sekunden bis 2 Minuten), **Mittelzeitausdauer** (2-10 Minuten) und **Langzeitausdauer** (über 10 Minuten) eingeteilt.

Ausdauer ist ein leistungsentscheidender Faktor wenn Ermüdung eintritt. In zyklischen Sportarten erhöht sich mit höherem Ausdauerniveau die Wettkampfgeschwindigkeit.
Ein ansteigendes Ausdauerniveau ist Voraussetzung für eine höhere generelle Belastbarkeit und eine verbesserte Erholungsfähigkeit, damit können größere Umfänge und höhere Intensitäten bewältigt werden.

Für die Trainingspraxis wird das Training der Ausdauer in unterschiedliche Intensitätsbereiche unterteilt. Diesen werden dann die verschiedenen Methoden zugeordnet.

3.2.1 Intensitätsbereiche

Grundlagenausdauer 1 – Training (GA1 – Training)
Das Training in diesem Intensitätsbereich ist von hohen Umfängen gekennzeichnet. Die Stoffwechsellage ist rein aerob, es wird sowohl der Fett- als auch der Kohlenhydratstoffwechsel trainiert. Das Grundlagenausdauer 1-Training bildet den größten Anteil am gesamten Training und bildet die Grundlage für weiter ansteigende Belastungen.

Grundlagenausdauer 2 – Training (GA2 – Training)
Im Grundlagenausdauer 2-Training ist eine höhere Intensität gegeben, sie überschreitet das momentane aerobe Niveau und beinhaltet auch anaerobe

Komponenten. Sie dient neben der Erhöhung des gemischt aerob/anaeroben Stoffwechsels auch der Vorbereitung auf das sehr intensive wettkampfspezifische Ausdauertraining.

Kraftausdauertraining 1 und 2 – Training (KA1/KA2 – Training)
Hierbei handelt es sich um ein Ausdauertraining gegen höhere Widerstände. Diese Art des Trainings dient vorrangig zur Herausbildung der speziellen Kraftausdauerfähigkeiten, die dann im wettkampfspezifischen Ausdauertraining vervollkommnet werden.

Wettkampfspezifisches Ausdauer – Training (WSA – Training)
Das wettkampfspezifische Ausdauertraining bildet letztendlich die Fähigkeit zu möglichst großer Wettkampfgeschwindigkeit heraus. Es ist von sehr hohen Intensitäten gekennzeichnet und sollte durch eine gut ausgebildete Grundlagen- und Kraftausdauer vorbereitet werden. Trainingspraktisch wird die wettkampfspezifische Ausdauer in drei Fähigkeitskomplexen herausgebildet:

1. Wettkampfausdauer (WA-Training)
2. Sportartspezifische Schnelligkeitsausdauer (SA-Training)
3. Sportartspezifische Kraftausdauer (KA-Training)

Diese variable Ausbildung der wettkampfspezifischen Ausdauer garantiert eine hoch ausgebildete Leistungsfähigkeit in einer großen Bandbreite, so dass auch unterschiedliche Distanzen auf höchstem Niveau bestritten werden können.

3.2.2 Trainingsmethoden

Zur Herausbildung der Ausdauer kommen im wesentlichen zwei Grundmethoden zum Einsatz, die Dauermethode und die Intervallmethode.
Zusätzlich werden speziell zur Ausprägung wettkampfspezifischer Anforderungen die Wiederholungsmethode und die Wettkampfmethode angewendet.

3.2.2.1 Dauermethode

Die Dauermethode ist durch eine kontinuierliche, ununterbrochene trainingswirksame Belastung gekennzeichnet.

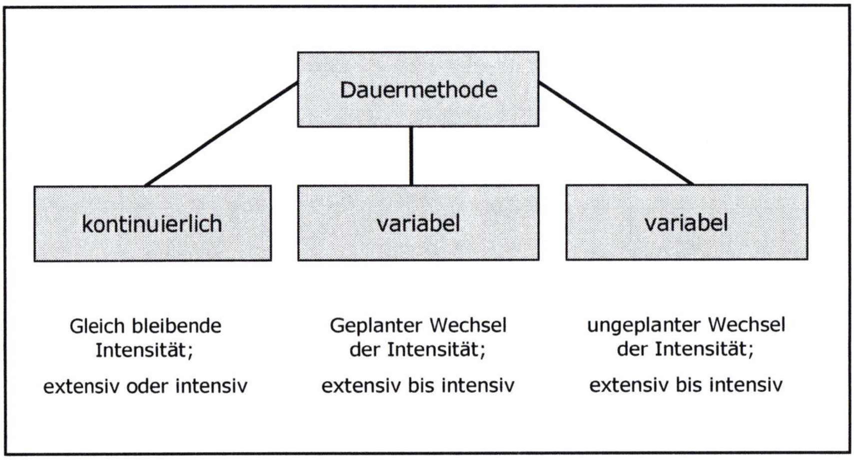

Abb. 1/3: Die Dauermethode und ihre Variationen

Extensive Dauermethode

Belastung:	kontinuierlich
Intensität:	leicht bis mittel; 65-80% Hf_{max}
Dauer:	30 Min - 6 Std.

Trainingswirkung:

→ Ökonomisierung des Herz-Kreislaufsystems
→ Ökonomisierung der Bewegungstechnik
→ Erhöhung des aeroben Niveaus
→ Fettstoffwechseltraining
→ Stabilisierung eines zuvor erhöhten Leistungsniveaus

Intensive Dauermethode

Belastung:	kontinuierlich
Intensität:	mittel bis submaximal; 75-85% Hf_{max}
Dauer:	20 Min - 3 Std.

Trainingswirkung:

→ Entwicklung des Herz-Kreislaufsystems

→ Erhöhung des aeroben Niveaus
→ Glykogenstoffwechseltraining
→ Ausbildung eines Bewegungsstereotyps

Variable Dauermethode	
Belastung:	variabel
Intensität:	leicht bis submaximal; 60-85% Hf_{max}
Dauer:	30 Min – 3 Std.

Trainingswirkung:
→ Verbesserte Umstellung zwischen rein aerobem und gemischt aerob/anaerobem Stoffwechsel
→ Verbesserte Laktatkompensation und Laktatelimination

3.2.2.2 Intervallmethode

Die Intervallmethode ist durch einen planmäßigen Wechsel von Be- und Entlastungsphasen gekennzeichnet. Durch die Kombination von Belastungsdauer und Intensität ergeben sich unterschiedliche Varianten:

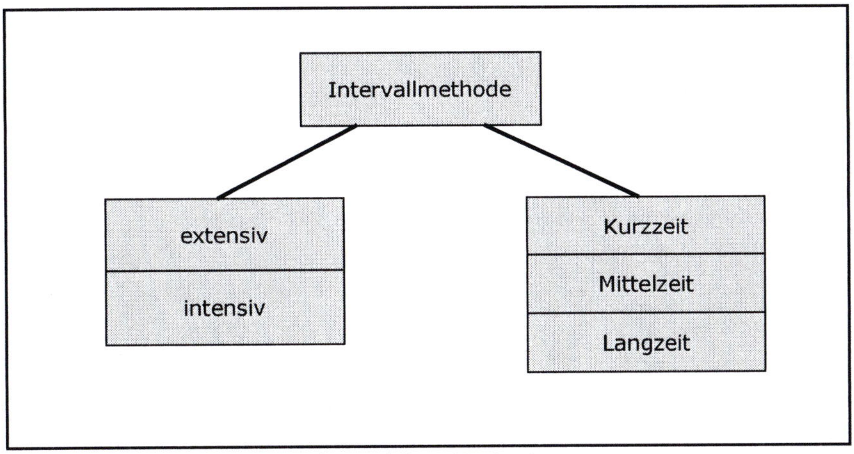

Abb. 2/3: Intervallmethode und ihre Varianten

Extensive Intervallmethode	
Belastung:	planmäßige Be- und Entlastungsphasen
Intensität:	mittel bis submaximal; an bzw. über der anaeroben Schwelle; 85-95% Hf_{max}
Belastungsdauer:	2-8 Min.
Pausen:	Hf unter 120/min; Richtzeit: 2-3 Min.
Umfang:	40-60 Min.

Trainingswirkung:

→ Entwicklung des Herz-Kreislaufsystems
→ Verbesserung des gemischt aerob/anaeroben Stoffwechsels
→ Verbesserte Laktatkompensation und Laktatelimination
→ Erweiterung der VO_{2max}
→ Anheben der anaeroben Schwelle

Intensive Intervallmethode	
Belastung:	planmäßige Be- und Entlastungsphasen
Intensität:	submaximal bis maximal; über der anaeroben Schwelle; >90% Hf_{max}
Belastungsdauer:	30-90 Sek.
Pausen:	Richtzeit: 2-3-fache Belastungsdauer
Umfang:	20-30 Min.

Trainingswirkung:

→ Verbesserung der Säuretoleranz
→ Entwicklung und Erweiterung der anaeroben Kapazität
→ Schnelligkeits- und Kraftausdauertraining
→ Ausprägung der Bewegungstechnik unter Wettkampfgeschwindigkeit

3.2.2.3 Wiederholungsmethode

Die Wiederholungsmethode stellt ähnlich dem Intervalltraining ein wiederholtes Be- und Entlasten mit sehr hohen Intensitäten dar. Der Unterschied besteht darin, dass die Erholungspausen sehr lang sind und die Funktionssysteme des Körpers annähernd auf ihre Ausgangslage zurückkehren.

Wiederholungsmethode	
Belastung:	planmäßige Be- und Entlastungsphasen
Intensität:	maximal; Wettkampfgeschwindigkeit
Belastungsdauer:	2-8 Min.
Pausen:	> 5 Min.
Umfang:	3-6 Belastungen

Trainingswirkung:

→ Anpassung an die wettkampfspezifische Belastung
→ Verbesserung des gemischt aerob/anaeroben Stoffwechsels
→ Verbesserung der anaerob-laktaziden Energiebereitstellung
→ Verbesserte Laktatkompensation und Laktatelimination

3.2.2.4 Wettkampf-/Kontrollmethode

Bei dieser Form der Belastung wir eine einmalige wettkampftypische Beanspruchung durchgeführt. Dabei kann die Streckenlänge variiert werden.
Meist kommt eine kürzere Strecke als im Wettkampf zum Einsatz, die dann entsprechend mit etwas höherer Geschwindigkeit absolviert wird. Eine ideale Form dieses Trainings ist das Bestreiten von sogenannten Aufbauwettkämpfen.
Im Training kommt auch die gebrochene Form zu Anwendung: Die Wettkampfstrecke wird in Teilstrecken mit sehr kurzen Unterbrechungen und maximaler Geschwindigkeit absolviert.

Wettkampf-/Kontrollmethode	
Belastung:	kontinuierlich
Intensität:	maximal; Wettkampfgeschwindigkeit
Belastungsdauer:	Wettkampfdistanz, Unter- oder Überdistanz

Trainingswirkung:

→ Entwicklung der wettkampfspezifischen Ausdauer
→ Erweiterung der spezifischen Leistung auf höchstem Niveau

	Ziel	Methoden	Intensität
WSA-Training	Ausprägung der wettkampfspezifischen Ausdauerfähigkeiten	• Wettkampfmethode • intensive Intervallmethode • Wiederholungsmethode	• hoch bis sehr hoch • Laktat 5-20 mmol/l
GA 2-Training	Entwicklung der Grundlagenausdauer; Erhöhung der aerob/anaeroben Leistungsfähigkeit	• extensive Intervallmethode • Fahrtspielmethode	• mittel bis hoch • Laktat 3-6 mmol/l
KA 2-Training	Entwicklung der aerob/anaeroben Kraftausdauerfähigkeit	• intensive Intervallmethode • Wiederholungsmethode • Fahrtspielmethode	• hoch • Laktat 3-7 mmol/l
GA 1-Training	Stabilisierung und Entwicklung der Grundlagenausdauerfähigkeit; Erhöhung der aeroben Leistungsfähigkeit	• Dauermethode • Fahrtspielmethode	• niedrig bis mittel • Laktat 0-3 mmol/l
KA 1-Training	Entwicklung und Stabilisierung der aeroben Kraftausdauerfähigkeit	• Dauermethode • wechselhafte Dauermethode • extensive Intervallmethode	• mittel • Laktat 2-4 mmol/l
KOMP-Training	Regenerationsunterstützung; Erhöhung der Belastbarkeit für nachfolgendes intensives Training	• Dauermethode	• sehr niedrig • Laktat 0-2 mmol/l

Tab. 1/3: Bereiche der Belastungsintensitäten und zugehörige Trainingsmethoden

4 Trainingssteuerung

Für den leistungssportlich trainierenden Athleten ist die Trainingssteuerung ein unbedingtes Muß!
Das sportliche Training wird zielbezogen, systematisch und planmäßig durchgeführt. Dieses Vorgehen beinhaltet die Vorbereitung, die Durchführung und auch in besonderem Maße die Nachbereitung der Trainings- und Wettkampfergebnisse um Rückschlüsse auf die Effektivität des Training ziehen zu können.
Für die Ausprägung, Entwicklung und Stabilisierung der sportlichen Leistungen auf einem möglichst hohen individuellen Niveau sind daher Analyse, Planung, Kontrolle und Auswertung des Trainings ständig aufeinander abzustimmen, da sie sich in hohem Maße gegenseitig beeinflussen.

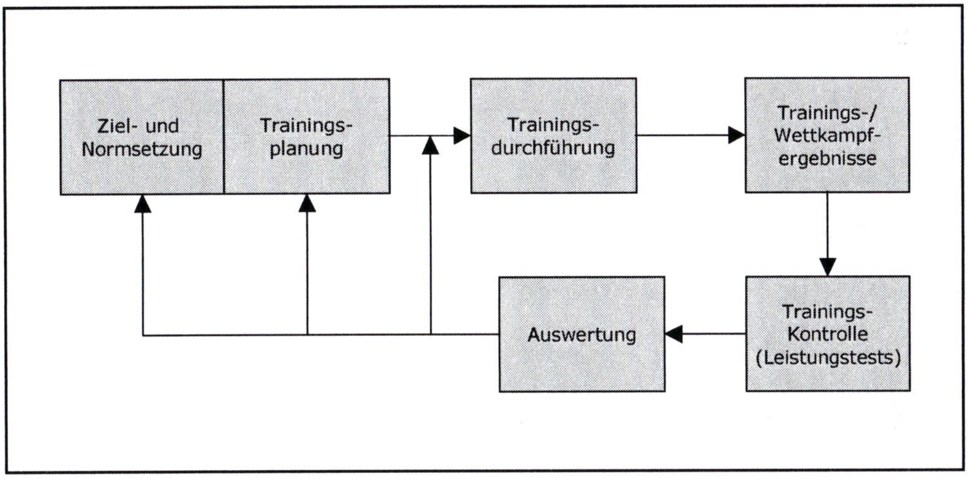

Abb. 1/4: Trainingssteuerung

Als Ziele der Trainingssteuerung kann man somit folgende definieren:

- Einschätzung der Wirksamkeit des Trainings
- Ableitung von Folgerungen für die weitere Trainingsgestaltung
- Aufdecken von Leistungsdefiziten und Leistungsreserven

Als einfache, aber überaus zweckmäßige Methode der Trainingssteuerung hat sich dabei die Nutzung von Herzfrequenzmessern bewährt. Die Herzfrequenz stellt

einen präzisen Parameter für die Belastungsintensität dar und bietet damit eine ausgezeichnete Möglichkeit der Trainingskontrolle.
Ausgehend von Leistungstests wird der momentane Trainingzustand bestimmt und mit Hilfe der gewonnenen Daten werden dann die Belastungsintensitäten für die unterschiedlichen Trainingsbereiche festgelegt.
Durch regelmäßige Wiederholung der Tests kann die Leistungsentwicklung des Athleten bestimmt werden. Dadurch lassen sich neben den Rückschlüssen auf die Effektivität des Trainings auch die Belastungsintensitäten dem neuen Leistungsstand anpassen. Ist die Leistungsentwicklung nicht erwartungsgemäß, so kann frühzeitig in den Trainingsbetrieb eingegriffen und neue Schwerpunkte gesetzt werden.

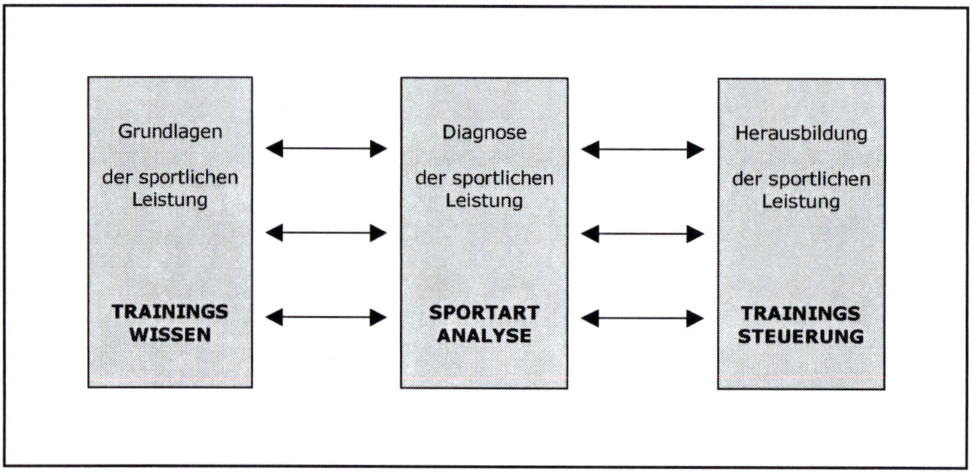

Abb. 2/4: Zusammenhang von Trainingswissen, Sportartanalyse und Trainingssteuerung (nach Grosser)

4.1 Sportartanalyse

Für ein optimales Training ist das Wissen um die Struktur der zu trainierenden Disziplin von entscheidender Bedeutung.
Nur wer die einzelnen funktionellen Voraussetzungen und das Fähigkeitsspektrum seiner Sportart kennt, kann auch sein Training optimal gestalten und den größtmöglichen Erfolg erzielen.
Interessant sind in diesem Zusammenhang auch die Entwicklungstrends der Sportart, wie die Spitzenleistungen zustande kommen und was sich in den letzten

Jahren in der Trainingspraxis verändert hat. So lassen sich weitere Entwicklungspotenziale aufdecken und ausschöpfen.
Vor allem in komplexen Sportarten, wie z.B. dem Triathlon, der sich ja aus drei Teildisziplinen zusammensetzt, ist auch das Wissen um den Einfluß der einzelnen Disziplinen auf die komplexe Wettkampfleistung von mitentscheidender Bedeutung.

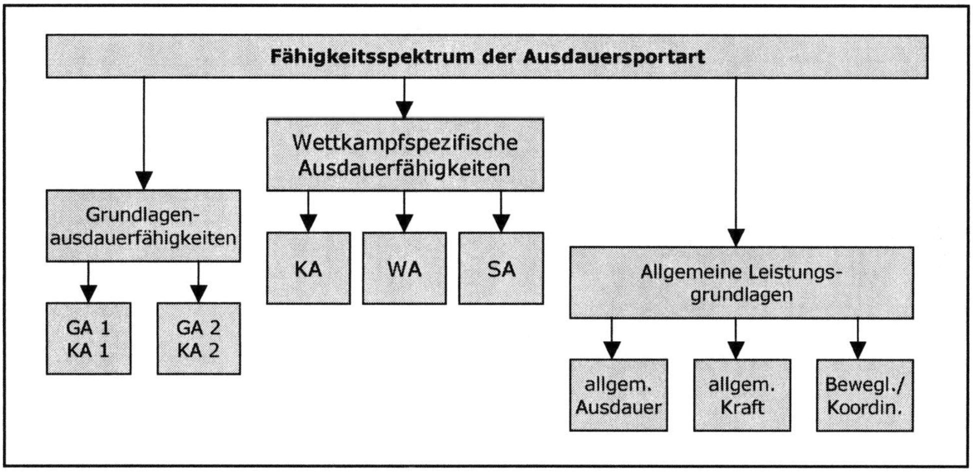

Abb. 3/4: Fähigkeitsspektrum der Ausdauersportarten

Ausdauertyp	**KZA**	**MZA**	**LZA I**	**LZA II**	**LZA III**	**LZA IV**
Dauer	**35s-2min**	**2-10min**	**10-30min**	**30-90min**	**90-360min**	**>360min**
Leistungsstruktur Lauf						
Disziplinen	400m,800m	800m,3000m	5000m, 10000m	10000m, 21,1km	42,2km	100km
Sauerstoffaufn. (%VO2max)	95 - 100	97 - 100	88 - 96	85 - 92	60 - 85	50 - 65
Energiegew. %aerob %anaerob	47 - 60 40 - 53	70 - 80 30 - 30	75 - 80 20 - 25	85 - 95 5 - 15	95 - 99 1 - 5	99 1
Laktat (mmol/l)	18 - 25	16 - 22	8 - 14	4 - 10	1 - 4	1 - 2

Ausdauertyp	KZA	MZA	LZA I	LZA II	LZA III	LZA IV
Dauer	35s-2min	2-10min	10-30min	30-90min	90-360min	>360min
Leistungsstruktur Radfahren						
Disziplinen	1000m	3000/4000m	Zeitfahren	Zeitfahren, Triathlon	> 60km MTB	> 250km
Sauerstoffaufn. (%VO2max)	95 - 100	97 - 100	90 - 95	80 - 95	60 - 85	40 - 60
Energiegew. %aerob %anaerob	50 50	80 20	85 15	95 5	98 2	99 1
Laktat (mmol/l)	14 - 18	16 - 22	8 - 14	4 - 12	1,5 - 4	1 - 2
Leistungsstruktur Schwimmen						
Disziplinen	50 - 200m	200 - 800m	800/1500m	- 5km	- 25km	> 25km
Energiegew. %aerob %anaerob (alaktazid)	20 80 (20)	40 60 (10)	80 20	90 10	95 5	98 2
Laktat (mmol/l)	13 - 16	10 - 13	8 - 10	4 - 8	2 - 4	1 - 2
Leistungsstruktur Skilanglauf						
Disziplinen		Sprint (1500m)	5/10km	15/30km	50 - 100km	> 100km
Sauerstoffaufn. (%VO2max)		97 - 100	90 - 95	80 - 90	50 - 85	40 - 60
Energiegew. %aerob %anaerob		70 - 80 20 - 30	80 - 90 10 -20	90 - 95 5 -10	90 - 98 2 -10	95 - 98 2 - 5
Laktat (mmol/l)		16 - 22	12 - 16	8 - 14	2 - 8	1 - 2
Leistungsstruktur Triathlon						
Disziplinen			Sprint 0,75-20-5	Kurz 1,5-40-10	Mittel 2-90-21	Ironman 3,8-180-42
Ausdauertyp			LZA II	LZA III	LZA III	LZA IV
Dauer			30-90min	90-180min	180-360min	>360min
Sauerstoffaufn. (%VO2max)			85 - 95	80 - 90	70 - 80	60 - 70
Energiegew. %aerob %anaerob			90 10	95 5	98 2	99 1
Laktat (mmol/l)			8 - 12	5 - 9	2 - 4	1 - 2

Tab. 1/4: Leistungsstruktur unterschiedlicher Ausdauerdisziplinen

4.2 Leistungsdiagnostik

Die Leistungsdiagnostik ist das eigentliche Kernstück der Trainingssteuerung. Mit ihr wird der momentane Leistungsstand des Athleten bestimmt. Damit lassen sich Rückschlüsse auf die Wirksamkeit des absolvierten Trainings ziehen und das weitere Training planen.
Prinzipiell unterscheidet man verschiedene Typen der Diagnostik:

- sportmotorische Tests
- biomechanische Leistungsdiagnostik
- sportmedizinische Leistungsdiagnostik
- standardisierte Wettkampfbeobachtung
- psychologische Leistungsdiagnostik

Abgesehen von der komplexen Wettkampfdiagnostik werden mit den Tests vor allem einzelne Fähigkeiten und Fertigkeiten diagnostiziert. Somit können Defizite und Leistungsreserven in Teilbereichen von Technik, Koordination und Kondition sehr gut ermittelt und im Training entsprechend darauf reagiert werden.

4.3 Trainingsplanung und –vollzug

Ausgehend von der Leistungsdiagnostik kann das weitere Training hinsichtlich Inhalten, Umfang und Intensität festgelegt werden. Es handelt sich quasi um eine verbindliche Arbeitsrichtlinie zur Steuerung des Trainings. Die Aufgabe ist der kurz-, mittel- und langfristige systematische Aufbau der sportlichen Leistung zu bestimmten Wettkampfhöhepunkten.

4.4 Trainingsdokumentation und –analyse

Die Trainingsdokumentation soll nachvollziehbar machen, mit welchen Trainingsmaßnahmen und –inhalten der Leistungsstand des Athleten erreicht worden ist. Abweichungen von Planung und Vollzug können festegestellt werden. Und im Zusammenspiel mit der Diagnostik können Rückschlüsse auf die weitere Planung geschlossen werden.
Fehlt eine genaue Dokumentation, dann ist auch die Sinnhaftigkeit aufwändiger leistungsdiagnostischer Tests in Frage gestellt!

Heute werden zahlreiche leistungsfähige Programme angeboten, die meist auf der Grundlage des herzfrequenzgestützten Trainings arbeiten und zum Teil die Möglichkeit der Datenübertragung vom Pulsmesser auf den Computer bieten. Zahlreiche Analysemöglichkeiten und grafische Auswertungen nach unterschiedlichsten Gesichtspunkten lassen eine optimale Trainingssteuerung zu.
Man kann seine Trainingsdaten aber genauso gut von Hand erfassen und seine eigenen individuellen Auswertungen erstellen. Folgende Daten sollten dabei in ein Trainingsprotokoll aufgenommen werden:

- Sportart
- Trainingsdauer
- Trainingsumfang
- Trainingsmethode
- Trainingsintensität
- subjektives Befinden

Als sehr hilfreich haben sich, auch zur Beurteilung der Regeneration, weitere Daten erwiesen. Sie sollten täglich bestimmt werden:

- Körpergewicht
- Schlafdauer und –qualität
- Ruheherzfrequenz
- Herzfrequenzvariabilität

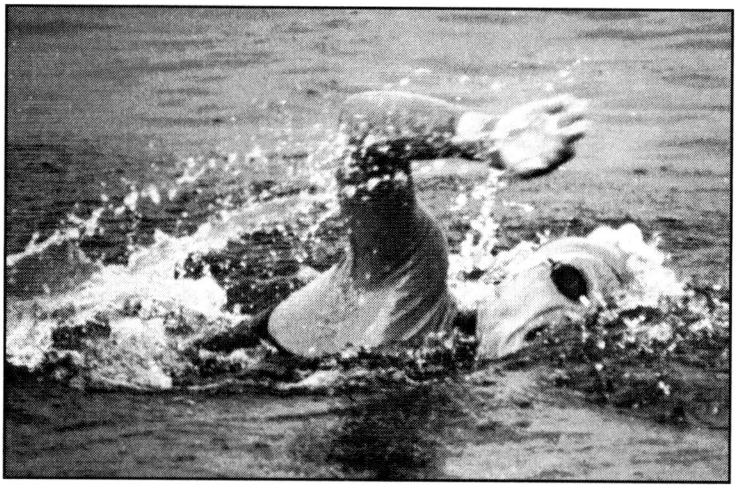

5 Leistungstests

Leistungstest sind Voraussetzung und zugleich Rückmeldung für ein leistungsorientiertes Training.
In den Ausdauersportarten haben sich sogenannte Stufentests bewährt. Ihnen liegt eine stufenförmig langsam ansteigende Belastung zugrunde, wobei auf jeder Stufe durch eine Blutentnahme der Laktatwert bestimmt wird.
Die gewonnenen Daten werden dann in einem Diagramm aufgetragen und ergeben die Laktatleistungskurve. Aus dieser Kurve können in Verbindung mit den parallel registrierten Herzfrequenzen sehr gut die Trainingsintensitäten abgeleitet werden.
Als sehr gute und einfache Alternative zur relativ aufwändigen Laktatdiagnostik hat sich der Conconi-Test bewährt. Hier können aerobe und anaerobe Schwelle ohne Blutentnahme bestimmt werden.
Ergänzend zu diesen beiden Tests gibt es weitere sportartspezifische Möglichkeiten individuelle Leistungsparameter zu bestimmen.

Um die aus einem Test gewonnen Daten sinnvoll weiterverwerten zu können, muß der Test gewissen Anforderungen und Qualitätskriterien entsprechen:

- **Gültigkeit, Validität**
  Die Validität gibt an, ob ein Test tatsächlich jene Eigenschaften erfasst, zu deren Beurteilung er durchgeführt wird.

- **Zuverlässigkeit, Reliabilität**
  Die Reliabilität gibt an, mit welcher Genauigkeit das zu testende Merkmal erfasst wird und mit welcher Zuverlässigkeit bei mehrfach hintereinander durchgeführten Tests ähnliche Ergebnisse erreicht werden.
  Ein Maß für die Zuverlässigkeit ist der Variationskoeffizient, der die prozentuale Abweichung vom durchschnittlichen Ergebnis angibt. Ein zuverlässiger Test sollte einen Variationskoeffizienten von unter 10% aufweisen.

- **Objektivität**
  Die Objektivität gibt an, wie sehr ein Testergebnis von der Person des Untersuchers, des Auswerters und der interpretierenden Person ist. Dazu sollte der Test möglichst streng standardisiert sein.

5.1 Das Stufentest-Prinzip

Dem Stufentest liegt das Prinzip zugrunde, dass einzelne Teilstrecken von bestimmter Dauer oder Länge wiederholt zurückgelegt werden. Bei jeder Wiederholung wird die Geschwindigkeit, bzw. die Belastung erhöht, bis nach etwa vier bis sechs Stufen die maximale Geschwindigkeit erreicht ist.
Auf jeder Belastungsstufe werden die Herzfrequenz und das Blutlaktat registriert, woraus die Laktatleistungskurve abgeleitet wird. Aufgrund der ermittelten Laktatwerte und der zugehörigen Herzfrequenzen können die Trainingsintensitäten dann anschließend sehr präzise festgelegt werden.
Zusätzlich können im Labor die Atemgase analysiert werden und damit auch die maximale Sauerstoffaufnahme bestimmt, sowie Aussagen zum Energiestoffwechsel gemacht werden.

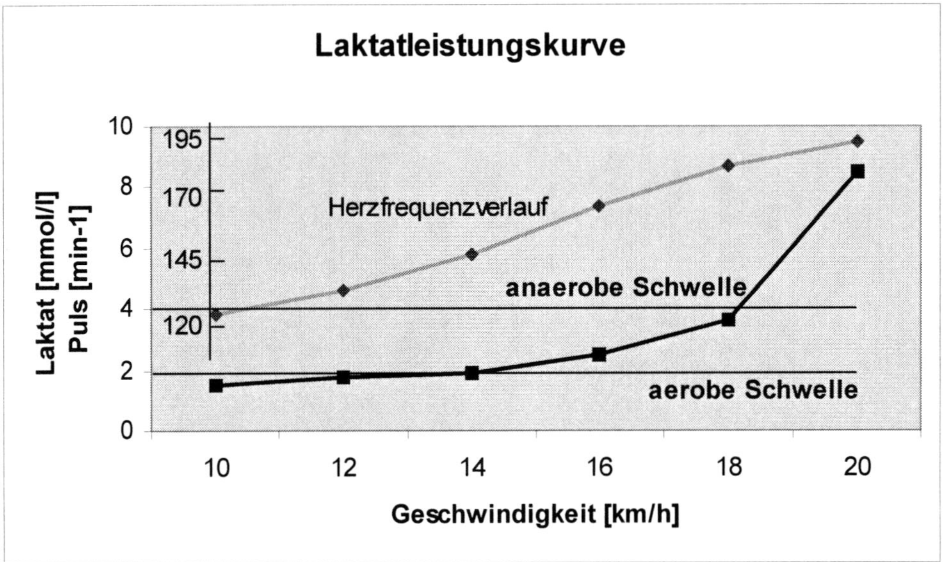

Abb. 1/5: Laktatleistungskurve mit zugehörigem Herzfrequenzverlauf

5.1.1 Trainingsbereiche

Für ein effektives Ausdauertraining ist das Wissen um die richtige Trainingsintensität von entscheidender Bedeutung. Dabei hat sich als

Bezugsgröße für die Belastungssteuerung das Laktat, beziehungsweise die Herzfrequenz, die dazu in Bezug gesetzt wird, bewährt.
Aus der nachfolgenden Tabelle können die Intensitätsbereiche des Ausdauertrainings zu den Laktatwerten abgelesen werden.

Bereich	Laktatwerte [mmol/l]
Wettkampfspezifisches Ausdauertraining	> 6,0
Grundlagenausdauertraining 2 (aerob/anaerober Mischstoffwechsel)	3,0 - 6,0
Grundlagenausdauertraining 1/2 (aerob/anaerober Mischstoffwechsel, Übergangsbereich)	2,0 - 3,0
Grundlagenausdauertraining 1	< 2,0
Regenerations- und Kompensationstraining	< 1,5

Tab. 1/5: Zugeordnete Trainingsbereiche zu den Laktatwerten

5.1.2 Einflussfaktoren auf Laktat und Herzfrequenz

Die Relation zwischen Herzfrequenz und Blutlaktatkonzentration kann mitunter sehr variabel sein und hängt von unterschiedlichen Einflußgrößen ab. Dies muß bei der Ermittlung und Interpretation der Laktatleistungskurve unbedingt berücksichtigt werden. Die wesentlichen Einfüsse auf das Ergebnis sind nachfolgend aufgeführt:

- **Dauer der Belastungsstufe**
  Während die Herzfrequenz etwa nach zwei Minuten ein der Belastung entsprechendes Niveau erreicht, dauert es beim Laktat 8–12 Minuten (nach 4-5 Minuten sind etwa 90% erreicht) bis dieses sogenannte steady state erreicht ist.

- **Glykogengehalt der Muskulatur**
  Damit der Organismus überhaupt Laktat bilden kann muß in der Muskulatur ein entsprechender Glykogengehalt vorhanden sein. Da er ernährungs- und trainingsbedingt starken Schwankungen unterworfen ist, kann bei stark reduziertem Gehalt weniger Laktat gebildet werden.

5.1.3 Die Herzfrequenz

Die Herzfrequenz ist bei der Leistungsdiagnostik ein entscheidender Parameter da sie zur Belastung und der Laktatbildung in Bezug gesetzt wird und zur Definition der Trainingsbereiche dient.
Sie kann auf unterschiedliche innere und äußere Einflüssen mit Abweichungen zu „Normalbedingungen" reagieren. Diese Einflüsse sollten bei leistungsdiagnostischen Tests unbedingt berücksichtigt werden.
Beobachtungen zum Herzfrequenzverhalten lassen gewisse Rückschlüsse auf mögliche Ursachen zu:

Temperatur:	Bei höherer Temperatur werden erhöht sich auch die Herzfrequenz (kann bis zu 15 Schläge/Minute betragen).
Luftfeuchtigkeit:	Eine höhere Luftfeuchtigkeit, vor allem in Verbindung mit großer Hitze und großem Schweißverlust bewirkt ein ansteigen der Herzfrequenz.
Nahrungsaufnahme:	Unmittelbar nach Mahlzeiten erhöht sich die Herzfrequenz, dieser Anstieg kann bei üppigen Mahlzeiten durchaus 15 bis 20 Schläge betragen.

Beobachtung	**Mögliche Ursache**	**Maßnahme**
Erhöhte Ruheherzfrequenz	• Übertraining • Krankheit	• Regeneration • Trainingsreduktion • evtl. Trainingspause
Abnahme der Herzfrequenzvariabilität	• Übertraining	• Regeneration • Trainingsreduktion • evtl. Trainingspause
Herzfrequenz ist bei hoher Beanspruchung ungewöhnlich niedrig	• Übertraining • Glykogenverarmung	• Trainingsreduktion • kein WSA-Training
Herzfrequenz ist beim Intervalltraining in den Pausen ungewohnt hoch	• Geschwindigkeit zu hoch	• Geschwindigkeitsred. • Pausenverlängerung • Trainingsabbruch
Herzfrequenz ist Stunden nach dem Training erhöht	• Flüssigkeitsmangel • Übertraining	• Regeneration • Flüssigkeitszufuhr
Herzfrequenz ist bei Belastung ungewöhnlich hoch	• Krankheit • Flüssigkeitsmangel	• Trainingspause • Flüssigkeitszufuhr

Tab. 2/5: Herzfrequenzverhalten

5.1.4 Einflussfaktoren auf die Testqualität

Um möglichst objektive und nachvollziehbare Testergebnisse zu erhalten, sollten möglichst viele der folgenden Bedingungen zutreffen, beziehungsweise müssen diese bei der Interpretation der Testergebnisse berücksichtigt werden:

- keine Wettkämpfe/harte Trainingseinheit 48 Stunden vor dem Test
- kein Training mittlerer Intensität über 120 Minuten Dauer in den letzten 48 Stunden vor dem Test
- kein Training niederer Intensität über mehrere Stunden in den letzten 48 Stunden vor dem Test
- keine kohlenhydratreduzierte Diät
- kein übermäßiger Alkoholgenuß am Vorabend
- keine Krankheit in den letzten zwei Wochen
- möglichst routinemäßiger Testzeitpunkt (Vormittag/Nachmittag)

Diese Bedingungen sollten unbedingt mit ins Testprotokoll aufgenommen werden um eventuelle Unregelmäßigkeiten richtig interpretieren zu können.
Sowohl die weitere Trainingsplanung, als auch der Vergleich mit früheren Testergebnissen ist ansonsten schwieriger, ungenauer und damit natürlich wesentlich uneffizienter.

5.1.5 Leistungsentwicklung

Wird die Laktatleistungskurve in regelmäßigen Abständen erstellt, so kann eine effektive Kontrolle der Leistungsentwicklung vorgenommen werden. Grundsätzlich bestehen dabei vier Änderungsmöglichkeiten der Kurve im Trainingsverlauf:

1. Rechtsverschiebung

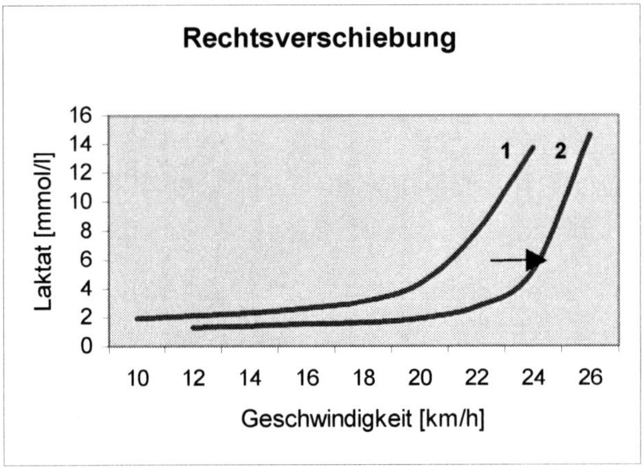

Abb. 2/5: Rechtsverschiebung der Laktatleistungskurve

- Verbesserung der Grundlagenausdauer

2. Linksverschiebung

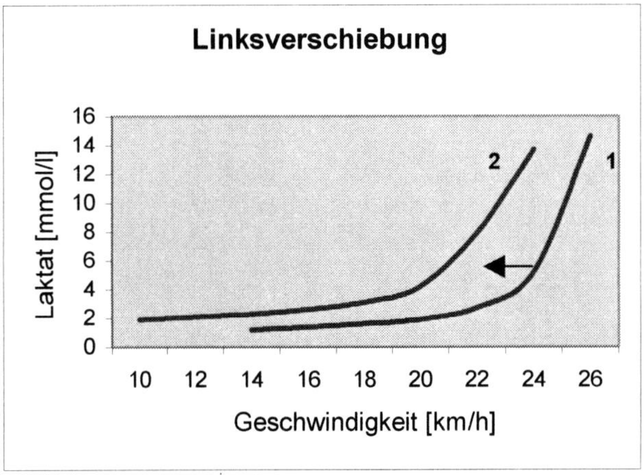

Abb. 3/5: Linksverschiebung der Laktatleistungskurve

- Verschlechterung der Grundlagenausdauer

3. flacherer Verlauf

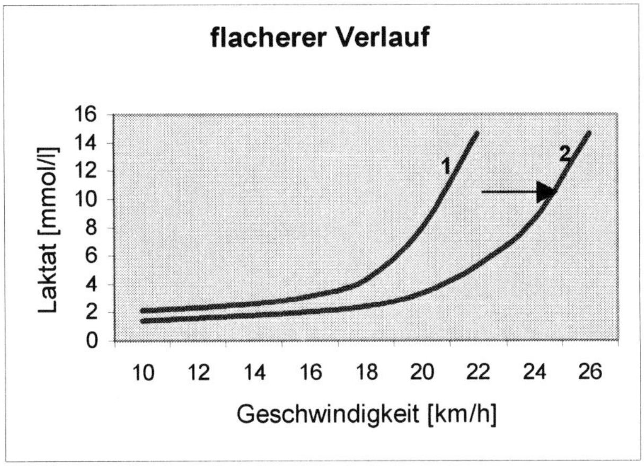

Abb. 4/5: flacherer Verlauf der Laktatleistungskurve

- Zuwachs an anaerober Kapazität und/oder Kraft

4. steilerer Verlauf

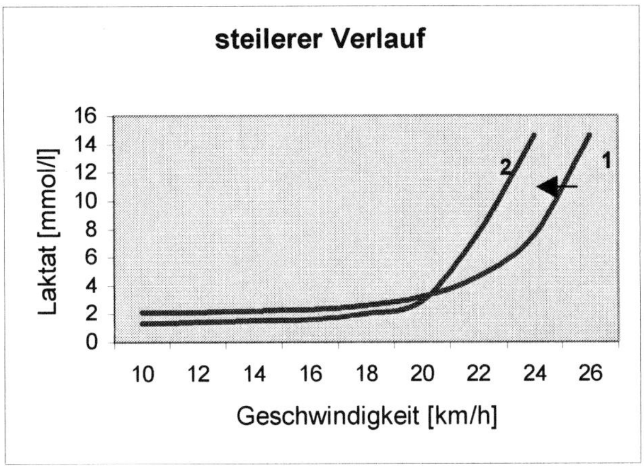

Abb. 5/5: steilerer Verlauf der Laktatleistungskurve

- Verbesserte Grundlagenausdauer
- Verschlechterte anaerobe Kapazität

5.2 Ergometrie

Ergometrie bedeutet Leistungsmessung. Je nach angewandtem Belastungsprotokoll können unterschiedliche Ausdauerformen und Parameter ermittelt werden.

Sportart	Ergometer
Schwimmen	Seilzugergometer Strömungskanal
Radfahren	Fahrradergometer gebremste Rolle
Laufen	Laufband
Skilanglauf	Seilzugergometer Kippbares Laufband
Kanuten	Kanuergometer
Rudern	Rudererergometer

Tab. 3/5: Sportartspezifische Ergometer

Innerhalb der Ergometrie werden zwei unterschiedliche Prüfverfahren angewendet: einmal ist dies der Ausdauerstufentest, zum anderen der Kurzzeitstufentest.

Mit dem Ausdauerstufentest wird die Laktatleistungskurve ermittelt, beim Kurzzeitstufentest die maximale aerobe Leistungsfähigkeit, sowie die maximale Sauerstoffaufnahme.

Zusätzlich können bei beiden Tests über eine Atemgasanalyse der Sauerstoffverbrauch und die Art der Energiebereitstellung bestimmt werden.

5.2.1 Ausdauerstufentest

Mit diesem Test wird die Laktatleistungskurve bestimmt. Dies wird durch eine stufenförmig ansteigende Belastung erreicht. Auf jeder Stufe wird die Geschwindigkeit, bzw. die Belastung erhöht, bis nach etwa vier bis sechs Stufen die maximale Geschwindigkeit erreicht ist.

Auf jeder Belastungsstufe werden die Herzfrequenz und das Blutlaktat registriert, woraus die Laktatleistungskurve abgeleitet wird. Aufgrund der ermittelten Laktatwerte und der zugehörigen Herzfrequenzen können die

Trainingsintensitäten dann anschließend sehr präzise festgelegt werden. Wichtige Merkmale des Tests:

- Gleichbleibende Belastungsdauer auf jeder Belastungsstufe.
- Die Belastungssteigerung erfolgt prozentual zur Maximalleistung von etwa 70 bis 100% in regelmäßigen Stufen (70,75,80,....).
- Für eine Bestimmung der aeroben und anaeroben Schwelle sind mindestens 3, besser 5 bis 6 Stufen, notwendig.

Der Test erfolgt disziplinspezifisch und muß für jede Sportart separat durchgeführt werden.
Begonnen wird der Test jeweils mit 70 Prozent der aktuellen Bestleistung auf der ausgewählten Strecke.
Prinzipiell können unterschiedliche Stufenlängen gewählt werden, es sollte aber in diesem Zusammenhang beachtet werden, dass immer nur gleichartige Belastungsprotokolle mit identischer Stufenlänge miteinander verglichen werden können.
Werden Testverfahren mit relativ kurzer Stufendauer angewendet, so wird die Leistungsfähigkeit des Athleten überschätzt, da sich auf den jeweiligen Belastungsstufen noch kein Laktat-Steady-State eingestellt hat und ein zu niedriger Wert ins Protokoll einfließt.
Im Laufen und Radfahren haben sich zwei unterschiedliche Standardbelastungsprotokolle herauskristallisiert. Sie unterscheiden sich in der Stufendauer. Einmal wird eine Dauer von drei, das andere Mal eine Dauer von fünf Minuten gewählt. Da der 3-Minuten-Stufentest einen geringeren Zeitaufwand benötigt und für den Athleten weniger belastend ist wird er meist bevorzugt. Es hat sich eine gute Korrelation der Ergebnisse gezeigt: beide Methoden ergeben annähernd identische Werte für die Herzfrequenzen an den jeweiligen Laktatschwellen. Dadurch können die Trainingsbereiche gut abgeleitet werden.

5.2.2 Kurzzeitstufentest

Das Ziel des Kurzzeitstufentests ist die Ermittlung der maximalen Sauerstoffaufnahme, der Laktatmobilisationsfähigkeit, des Maximalpulses, sowie der maximalen Leistung bei individuell größtmöglichem aeroben Energieumsatz.
Die Ausbelastung sollte nach etwa 4 bis maximal 8 Minuten erfolgen.
Ausgehend von der erwarteten Maximalleistung wird die Eingangsstufe gewählt. Die einzelnen Stufen haben eine Dauer von 30 Sekunden.

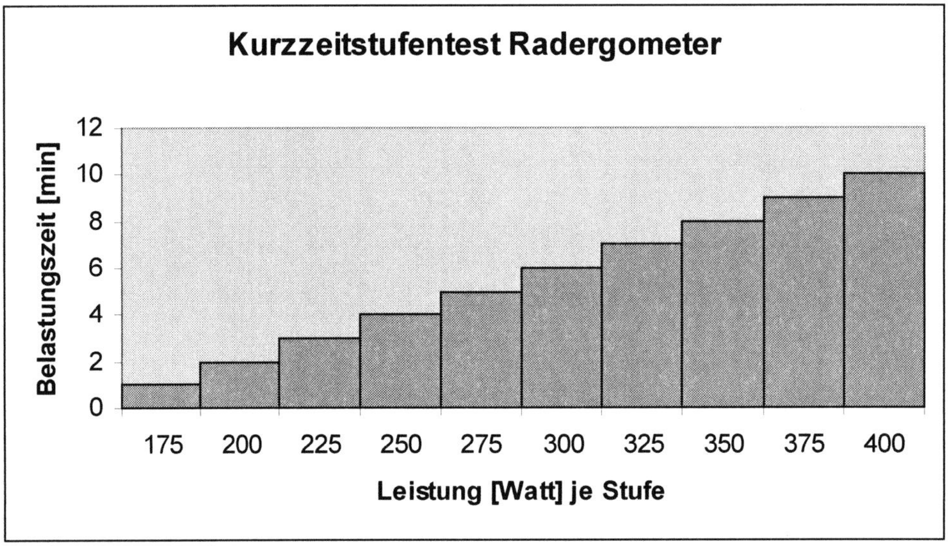

Abb. 6/5: Belastungsprinzip Kurzzeitstufentest Lauf

Maximale Sauerstoffaufnahme

Für eine exakte Messung der maximalen Sauerstoffaufnahme muß das Atemgas analysiert werden. Steht diese Möglichkeit nicht zur Verfügung, so kann sie über die maximale Leistung sehr gut abgeschätzt werden.
Zwischen der Leistung und der Sauerstoffaufnahme besteht eine enge lineare Beziehung, so dass aus der maximalen Leistung auch sehr gut die maximale Sauerstoffaufnahme durch eine Regressionsgleichung abgeschätzt werden kann:

$$VO_2 \text{ [ml]} = KM \times 6{,}3 + 10{,}2 \times Watt_{max}$$

KM = Körpermasse in Kg
$Watt_{max}$ = Maximale aerobe Leistung bei Belastungsabbruch

Maximale aerobe Leistung

Die Leistung im Augenblick des Belastungsabbruchs repräsentiert den individuell größtmöglichen aeroben Energieumsatz. Da die letzte Belastungsstufe normalerweise nicht über die gesamte vorgesehene Zeit durchgehalten wird, wird die maximale Leistung über folgende Formel errechnet:

$$Watt_{max} = Watt_V + (T_{letzt}/T_V) \times \Delta St.$$

$Watt_V$	= letzte volle Belastungsstufe
T_{letzt}	= Zeit auf letzter (abgebrochener) Stufe
T_V	= vorgesehene volle Stufendauer
$\Delta St.$	= Differenz zwischen den Belastungsstufen

5.2.3 Standardbelastungsprotokolle

Laufen

Laufbandstufentest	
Anfangsbelastung:	5.4-12.6 km/h
Belastungsänderung:	1.8 km/h
Stufendauer:	3 Minuten
Pause zw. Stufen:	30 Sekunden
Herzfrequenz:	kontinuierl. Registrierung im 5 Sek.-Modus
Laktatmessung:	nach jeder Stufe, nach Abbruch, 2 min nach Abbruch

Steady-state-Submaximaltest Laufen	
Anfangsbelastung:	5.4-14.4 km/h
Belastungsänderung:	1.8 km/h
Stufendauer:	5 Minuten
Pause zw. Stufen:	30 Sekunden
Herzfrequenz:	kontinuierl. Registrierung im 5 Sek.-Modus
Laktatmessung:	nach jeder Stufe, nach Abbruch, 2 min nach Abbruch

VO_{2max}-Test Laufen	
Anfangsbelastung:	10.0-17.0 km/h
Testdauer:	4.0-8.0 Minuten
Belastungsänderung1:	Rampe bis ca. 2.5 km/h unter max. Leistung
Stufendauer1:	Rampe bis ca. 2.5 km/h unter max. Leistung
Belastungsänderung2:	0.5 km/h für letzte 5 Stufen
Stufendauer2:	30 Sekunden für letzte 5 Stufen
Anfangssteigung:	5.0-10.0 %
Steigungsinkrement:	0 %
Pause zw. Stufen:	0 Sekunden
Herzfrequenz:	kontinuierl. Registrierung im 5 Sek.-Modus
Laktatmessung:	nach Abbruch

Radfahren

Radstufentest	
Anfangsbelastung:	70-200 Watt
Belastungsänderung:	30 Watt
Stufendauer:	3 Minuten
Pause zw. Stufen:	0 Sekunden
Herzfrequenz:	kontinuierl. Registrierung im 5 Sek.-Modus
Laktatmessung:	nach jeder Stufe, nach Abbruch, 2 min nach Abbruch

Steady-state-Submaximaltest Radfahren	
Anfangsbelastung:	70-300 Watt
Belastungsänderung:	30 Watt
Stufendauer:	5 Minuten
Pause zw. Stufen:	0 Sekunden
Herzfrequenz:	kontinuierl. Registrierung im 5 Sek.-Modus
Laktatmessung:	nach jeder Stufe, nach Abbruch, 2 min nach Abbruch

VO_{2max}-Test Radfahr en	
Anfangsbelastung:	130-300 Watt
Testdauer:	4.0-8.0 Minuten
Belastungsänderung1:	Rampe bis ca. 75 Watt unter max. Leistung
Stufendauer1:	Rampe bis ca. 75 Watt unter max. Leistung
Belastungsänderung2:	15 Watt für letzte 5 Stufen
Stufendauer2:	30 Sekunden für letzte 5 Stufen
Pause zw. Stufen:	0 Sekunden
Herzfrequenz:	kontinuierl. Registrierung im 5 Sek.-Modus
Laktatmessung:	nach Abbruch

Rudern

Ruderstufentest nach Aitken

Anfangsbelastung: 57.5% PB Watt bei Männern
62.5% PB Watt bei Frauen

die durchschnittl. Wattleistung die auf einem concept II über 2000m geleistet werden kann entspricht 100%.

Belastungsänderung:	7.5% PB Watt
Stufendauer:	6 Minuten
Stufenanzahl:	4 Stufen
Pause zw. Stufen:	1 Minute
Herzfrequenz:	kontinuierl. Registrierung im 5 Sek.-Modus
Laktatmessung:	nach jeder Stufe, nach Abbruch, 2 min nach Abbruch

VO_{2max}-Test Rudern

Anfangsbelastung:	100-360 Watt
Belastungsänderung:	20 Watt
Stufendauer:	1 Minuten
Pause zw. Stufen:	0 Sekunden
Herzfrequenz:	kontinuierl. Registrierung im 5 Sek.-Modus
Laktatmessung:	nach Abbruch

Kanu

Kanustufentest

Anfangsbelastung:	80-120 Watt
Belastungsänderung:	20 Watt
Stufendauer:	3 Minuten
Pause zw. Stufen:	30 Sekunden
Herzfrequenz:	kontinuierl. Registrierung im 5 Sek.-Modus
Laktatmessung:	nach jeder Stufe, nach Abbruch, 2 min nach Abbruch

VO_{2max}-Test Kanu

Anfangsbelastung:	100-160 Watt
Belastungsänderung:	20 Watt
Stufendauer:	1 Minuten
Pause zw. Stufen:	0 Sekunden
Herzfrequenz:	kontinuierl. Registrierung im 5 Sek.-Modus
Laktatmessung:	nach Abbruch

Skilanglauf

Skilanglaufstufentest

Anfangsbelastung:	6.5-7.5 km/h
Belastungsänderung:	0.5 km/h
Anfangssteigung:	0.0 %
Steigungsinkrement:	3 % bei Männer 4 % bei Frauen
Stufendauer:	3 Minuten
Pause zw. Stufen:	0 Sekunden
Herzfrequenz:	kontinuierl. Registrierung im 5 Sek.-Modus
Laktatmessung:	15 Sek. vor Stufenwechsel, nach Abbruch, 2 min nach Abbruch

VO_{2max}-Test Skilanglauf

Anfangsbelastung:	12.0-18.0 km/h
Testdauer:	4.0-8.0 Minuten
Belastungsänderung1:	Rampe bis ca. 2.5 km/h unter max. Leistung
Stufendauer1:	Rampe bis ca. 2.5 km/h unter max. Leistung
Belastungsänderung2:	0.5 km/h für letzte 5 Stufen
Stufendauer2:	30 Sekunden für letzte 5 Stufen
Anfangssteigung:	5.0-10.0 %
Steigungsinkrement:	0 %
Pause zw. Stufen:	0 Sekunden
Herzfrequenz:	kontinuierl. Registrierung im 5 Sek.-Modus
Laktatmessung:	nach Abbruch

5.3 Feldtests

Feldtests dienen der Ermittlung der Laktatleistungskurve und laufen nach dem gleichen Schema wie der Ausdauerstufentest auf dem Ergometer ab.
Der Nachteil dieser Testform ist die Anfälligkeit gegenüber äußeren Störeinflüssen wie beispielsweise Hitze, hohe Luftfeuchtigkeit oder Wind. Außerdem lassen sich keine Atemgasanalysen während der Belastung durchführen.
Durch den geringeren apparativen Aufwand ist ihr Einsatz jedoch meist einfacher und problemloser. Und unter idealen äußeren Bedingungen sind die Ergebnisse von Ergometrie- und Feldtest bezüglich Herzfrequenz und Laktatregulation absolut identisch.

Feldtests in Ausdauersportarten	
Sportart	**Bewährte Stufentests**
Schwimmen	
Kurzstreckenschwimmen	6 – 8 x 200m
Mittelstreckenschwimmen	6 – 8 x 200m
Langstreckenschwimmen	4 - 6 x 400m
Kurztriathlon	4 - 5 x 400m
Lauf	
Mittelstrecke	4 - 6 x 2000m
Langstrecke	4 - 5 x 4000m
Kurztriathlon	4 - 5 x 3000m
Radsport	
Bahn	4 - 5 x 5km
Straße	4 - 5 x 8km
Kurztriathlon	4 - 5 x 6km
Skilanglauf	4 - 5 x 5km
Kanu	4 - 5 x 1000m
Rudern	3 - 4 x 1000m

Tab. 4/5: ausgewählte Feldtests in unterschiedlichen Ausdauersportarten

5.4 Conconi – Test

Der italienische Sportmediziner Francesco Conconi entwickelte ein unblutiges Verfahren zur Bestimmung der anaeroben Schwelle. Der nach ihm benannte Conconi-Test ist eine sehr gute Alternative zur Laktatdiagnostik.
Durch den geringen apparativen Aufwand ist er jederzeit einfach durchführbar und liefert sehr gute Ergebnisse.
Beim Test wird das Phänomen genutzt, dass die Herzfrequenz in einem weiten Bereich linear mit der Belastung ansteigt. Für niedrige und sehr hohe Belastungen gilt dies nicht. Der Punkt der hohen Intensität, an dem die Herzfrequenzkurve ihre gerade Bahn verlässt und abknickt, bezeichnet Conconi als Deflektionspunkt. Dieser Punkt fällt mit der anaeroben Schwelle zusammen und kann somit für die weitere Bestimmung der Trainingsintensitäten herangezogen werden.

5.4.1 Testdurchführung

Auch dem Conconi-Test liegt das Prinzip einer ansteigenden Stufenbelastung zugrunde.
Am Beispiel des Lauftests soll das Prinzip verdeutlicht werden: Auf einer 400-Meter-Bahn läuft der Sportler eine Strecke von 200 Metern mit einer langsamen Anfangsgeschwindigkeit und steigert alle 200 Meter das Tempo bis eine weiter Verschärfung nicht mehr möglich ist. An den 200-Meter-Meßpunkten wird jeweils die Herzfrequenz und die Laufzeit für den 200-Meter-Abschnitt registriert.
Je nach Leistungsvermögen des Athleten wird mit einer Zeit von etwa 60 bis 70 Sekunden begonnen. Gesteigert wird dann jeweils um etwa zwei bis drei Sekunden, so dass möglichst 10 bis 15 Messpunkte realisierbar sind.
Nach dem Test werden die Werte in einem Diagramm aufgetragen (x-Achse: Geschwindigkeit; y-Achse: Herzfrequenz). Aus der entstandenen Kurve kann jetzt der Deflektionspunkt und damit die anaerobe Schwelle bestimmt werden.

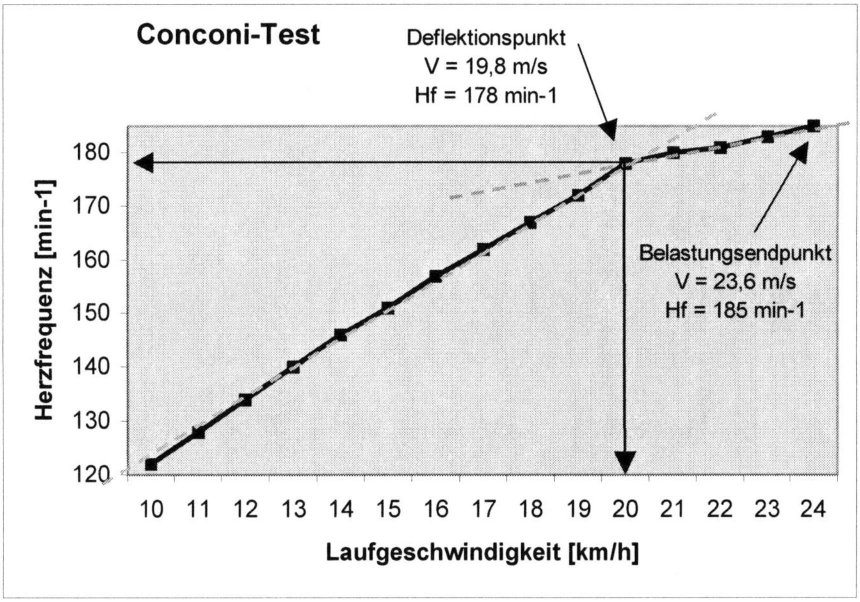

Abb. 7/5 : Conconi-Test

Ursprünglich wurde der Test für das Laufen entwickelt, er kann aber auch sehr gut auf einem Fahrradergometer mit ansteigender Watt-Belastung durchgeführt werden.

Als Feldtest auf einer Rad-Rundbahn, beziehungsweise auch als Schwimmtest ist zu beachten, dass der Luft- beziehungsweise Wasserwiderstand überproportional anwachsen und somit bei der Diagrammerstellung die Schwimmgeschwindigkeit kubisch $(m/s)^3$ und die Radgeschwindigkeit quadratisch $(km/h)^2$ aufgetragen werden müssen.

5.4.2 Interpretation der Ergebnisse

Für die Beurteilung der Testergebnisse können vier Kenngrößen herangezogen werden:

- Deflektionspunkt: je weiter rechts, desto größer ist das aerobe Leistungsvermögen.
- Belastungs-Endpunkt: die maximale Geschwindigkeit ist ein Maß für das Niveau der Schnelligkeitsausdauer sowie für die Mobilisationsfähigkeit.
- Anstiegswinkel der Kurve: ein kleiner Anstiegswinkel deutet auf ein ausdauertrainiertes Sportherz hin, das Herz-Kreislauf-System arbeitet unter Belastung sehr ökonomisch.
- Abstand zwischen Deflektionspunkt und Belastungs-Endpunkt: je höher der Anstieg der beiden Punkte ist, desto stärker ist die anaerobe Leistungsfähigkeit ausgeprägt.

5.4.3 Einflussfaktoren auf die Testqualität

Um möglichst objektive und nachvollziehbare Testergebnisse zu erhalten sollten möglichst viele der folgenden Bedingungen zutreffen, beziehungsweise müssen diese bei der Interpretation der Testergebnisse berücksichtigt werden:

- keine Wettkämpfe/harte Trainingseinheit 48 Stunden vor dem Test
- kein übermäßiger Alkoholgenuß am Vorabend
- keine Krankheit in den letzten zwei Wochen
- keine kohlenhydratreduzierte Diät
- möglichst routinemäßiger Testzeitpunkt (Vormittag/Nachmittag)

Diese Bedingungen sollten unbedingt mit ins Testprotokoll aufgenommen werden um eventuelle Unregelmäßigkeiten richtig interpretieren zu können.

Sowohl die weitere Trainingsplanung, als auch der Vergleich mit früheren Testergebnissen ist ansonsten schwieriger, ungenauer und damit natürlich wesentlich uneffizienter.

5.4.4 Leistungsentwicklung

Wird der Test in regelmäßigen Abständen durchgeführt, so kann eine effektive Kontrolle der Leistungsentwicklung vorgenommen werden.
Prinzipiell ergeben sich wie bei der Laktatleistungskurve vier Möglichkeiten der Leistungsentwicklung:

1. Rechtsverschiebung der Kurve

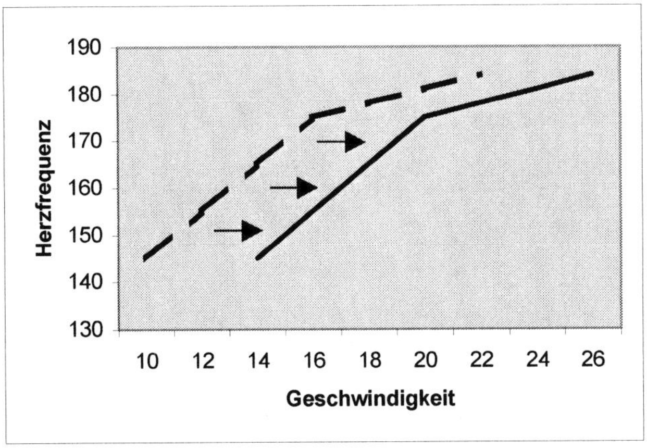

Abb. 8/5 : Rechtsverschiebung der Kurve

- Erhöhte Ausdauerleistungsfähigkeit
- positive Umstellung und Anpassung der Organsysteme

2. Flacherer Kurvenverlauf

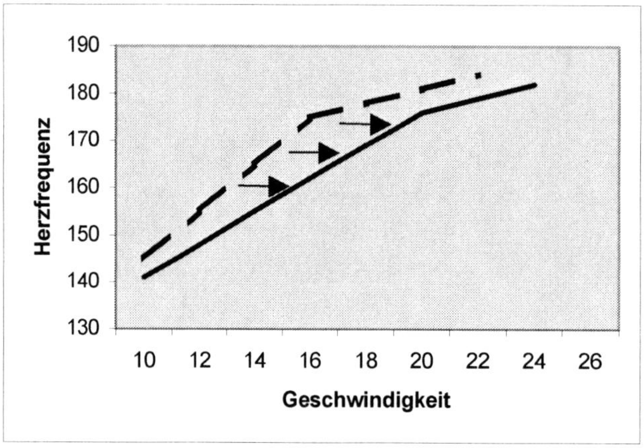

Abb. 9/5: Flacherer Kurvenverlauf

- Trend zu verbesserter Grundlagenausdauer

3. Steilerer Kurvenverlauf bei gleichbleibendem Deflektionspunkt

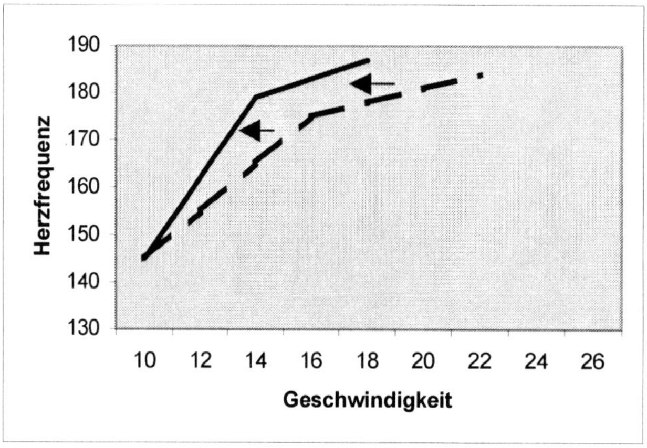

Abb. 10/5: Steilanstieg der Kurve

- Trainingsschwerpunkt wurde auf intensivere Belastungen gelegt
- höhere motorische Leistungsfähigkeit der Muskulatur

4. Kein Deflektionspunkt sichtbar

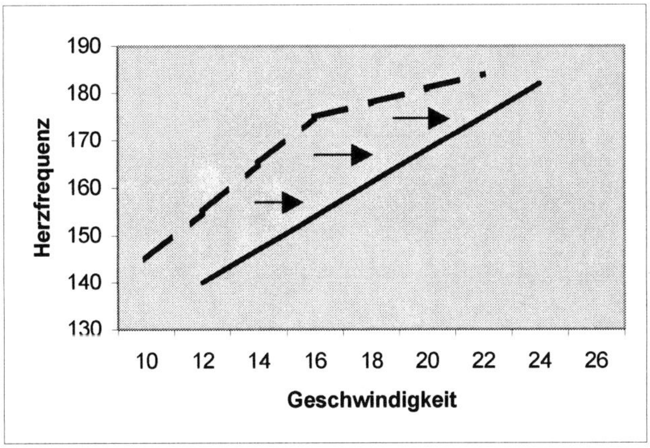

Abb. 11/5: Kurve ohne Deflektionspunkt

- mangelnde anaerobe Leistungsfähigkeit

5.4.5 Trainingsbereiche

Anhand des Deflektionspunktes können die Herzfrequenzbereiche für das Ausdauertraining entsprechend dem nachfolgenden Diagramm festgelegt werde.

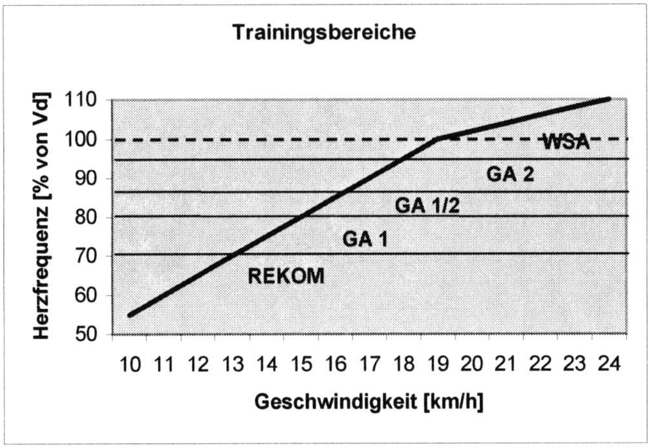

Abb. 12/5: Trainingsbereiche aus dem Deflektionspunkt abgeleitet

5.5 Standardisiertes Testtraining

Das standardisierte Testtraining dient in erster Linie der Formüberprüfung. Wenn es regelmäßig durchgeführt wird, kann es wertvolle Hinweise zur Wirksamkeit des absolvierten Trainings liefern.

Der Ablauf gestaltet sich folgendermaßen: Eine festgelegte Strecke wird mit einem definierten Belastungspuls zurückgelegt. Die erreichte Zeit ist dabei ein Maß für den Trainingszustand des Athleten. Sie kann mit früheren Testzeiten verglichen werden und zeigt dabei die Leistungsfähigkeit bei submaximaler Belastung. Die Geschwindigkeit korreliert unter submaximalen Belastungen sehr gut mit der maximalen Sauerstoffaufnahme und der sportartspezifischen Ausdauerleistungsfähigkeit.

Eine weitere Möglichkeit besteht natürlich auch darin, den Test unter maximalem Tempo durchzuführen. Dadurch lässt sich der komplexe Leistungsstand des Athleten überprüfen.

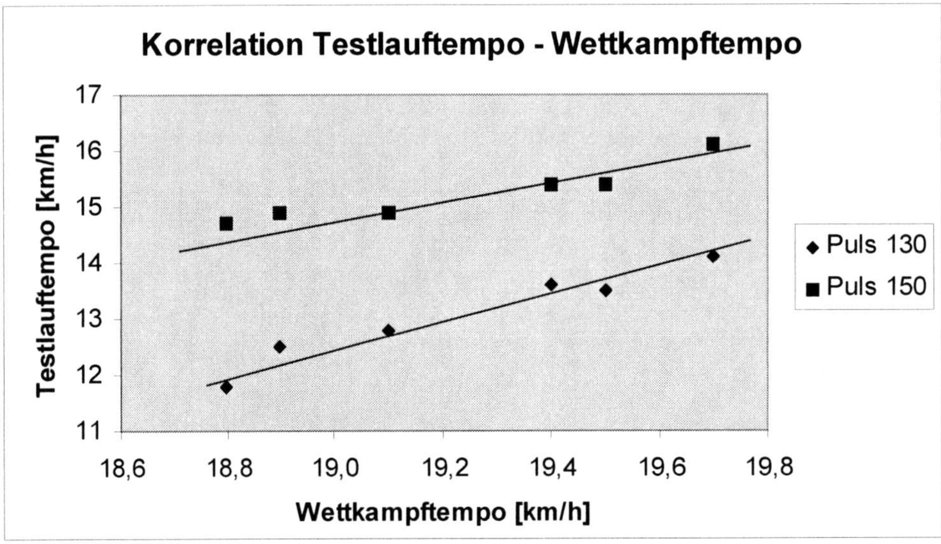

Abb. 13/5: Korrelation Testlauftempo – Wettkampftempo bei submaximaler Belastung

Das standardisierte Testtraining mit submaximaler Belastung benötigt nur einen geringen organisatorischen Aufwand und stellt für den Athleten keine größere Beanspruchung dar, so dass diese Form der Leistungsüberprüfung problemlos und regelmäßig ins Training integriert werden kann.

5.6 Maximalkrafttest

Die Maximalkraft stellt die Bruttogröße für die Beurteilung der Funktion der motorischen Grundeigenschaft Kraft dar. Auf der Ausprägung der Maximalkraft basiert die im Ausdauersport wesentlich entscheidendere Fähigkeit der Kraftausdauer. Sie wird auch vom Niveau der Maximalkraft limitiert.
Um Trainingsintensitäten für das Krafttraining festzulegen, ist das Wissen um die Maximalkraft bei der entsprechenden Übung eine hilfreiche Größe.
Für die Beurteilung des Leistungsstandes und die Entwicklung des Kraftniveaus hat es sich im Leistungssport auch in den Ausdauerdisziplinen als sinnvoll erwiesen drei bis vier Mal im Jahr einen Maximalkrafttest durchzuführen.
Das allgemeine Maximalkraftniveau kann mit drei Übungen zuverlässig beurteilt werden:

- Bankdrücken
- Bankziehen
- Tiefkniebeuge

In Sportarten, in denen vor allem die Beine eingesetzt werden, wie z.B. dem Radfahren oder dem Eisschnellauf, ist die Tiefkniebeuge die entscheidende Übung zur Beurteilung der Maximalkraft, in Disziplinen in denen vor allem die Arme eingesetzt werden, wie beispielsweise dem Schwimmen oder Rudern, dienen das Bankdrücken und das Bankziehen zur Beurteilung des Leistungsvermögens.

5.7 Kraftausdauertest

Zur Beurteilung des allgemeinen Kraftausdauerniveaus können dieselben Übungen wie beim Maximalkrafttest herangezogen werden. Auch hier gilt natürlich: Tiefkniebeuge für „Beinsportarten" und Bankdrücken, bzw. –ziehen für „Armsportarten".
Da die Kraftausdauer eine sehr sportart- und wettkampfspezifische Eigenschaft darstellt sollten allerdings einige Punkte bei der Durchführung des Tests beachtet werden:

- Wettkampfdauer
- Bewegungsfrequenz beim Wettkampf
- Anzahl der Bewegungszyklen (Wettkampfdauer x Bewegungsfrequenz)

Aus der aus dem Wettkampf abgeleiteten Bewegungsfrequenz wird die Frequenz der ausgewählten Übung vorgegeben. Kontrolliert wird sie am Besten mit Hilfe eines Metronoms. Nun wird versucht die maximal mögliche Anzahl an Wiederholungen zu erreichen.
Das gewählte Testgewicht orientiert sich an der Gesamtzahl der Bewegungszyklen im Wettkampf und wird aus dem Maximalgewicht abgeleitet:

- bis 100 Zyklen → 60% des Maximalgewichts
- bis 250 Zyklen → 50% des Maximalgewichts
- über 250 Zyklen → 40% des Maximalgewichts

5.8 Flexibilitätstests

Flexibilitätstests prüfen das Ausmaß der passiven Gelenkbeweglichkeit. Im folgenden werden einige allgemeine sportartübergreifende Testverfahren beschrieben. Sie erlauben die Ermittlung individueller Kennwerte und deren Veränderungen.

5.8.1 Ausschultern

Mit dem Ausschultern wird die Beweglichkeit des Schultergürtels überprüft.
Im Stand wird ein Stab mit beiden Händen aus der Vorhalte über den Kopf in die Rückhalte geführt. Die Arme sind dabei immer gestreckt.
Ziel ist es, den Stab möglichst eng zu greifen, die Arme stets gestreckt zu halten und den Stab während der Bewegung nicht loszulassen. Gemessen und wird dann der minimale Abstand zwischen den Handinnenseiten. Zur Beurteilung und Vergleichsmöglichkeit wird dann ein Bewertungsindex gebildet:

Index = minimale Griffweite/Schulterbreite

5.8.2 Rumpfbeuge seitwärts

Durch die Rumpfbeuge seitwärts wird die statische Beweglichkeit der Wirbelsäule bei Seitbewegungen erfasst.

Die Testperson stellt sich im aufrechten Stand mit dem Rücken an eine Wand. Der Rücken hat leichten Wandkontakt, die Arme hängen seitlich locker herab. Die Stelle, an denen die gestreckten Finger die Wand berühren wird markiert. Jetzt versucht der Athlet durch seitliches Abknicken im Oberkörper möglichst weit am gestreckten Bein hinunterzugleiten. Der maximale Wert wird ebenfalls markiert. Es ist darauf zu achten, dass die Beine gestreckt bleiben und die Schultern Wandkontakt halten. Die Rumpfbeuge wird beiderseits durchgeführt um auch Seitendifferenzen zu erfassen. Der Bewertungsindex schließt dann die Körperhöhe mit ein um verschiedene Personen miteinander vergleichen zu können:

Index = (Summe der beiden Messwerte x 100) / Körperhöhe

5.8.3 Rumpfdrehen

Beim Rumpfdrehen wird die statische Drehbeweglichkeit (Verwringungsfähigkeit) der Wirbelsäule getestet.
Der Test wird im Stehen durchgeführt. Die Testperson hält einen Stab waagrecht hinter den Nacken und greift ihn mit den Händen von hinten über den Stab. Nun wird der Oberkörper maximal zur Seite gedreht und dort kurz gehalten. Die maximale Verwringung nach beiden Seiten wird dann in Winkelgraden gemessen.

5.8.4 Rumpfbeuge vorwärts

Durch die Rumpfbeuge vorwärts wird die komplexe Beweglichkeit im Bereich der Lendenwirbelsäule und der Hüftgelenke, sowie die Dehnfähigkeit der hinteren Oberschenkelmuskulatur getestet.
Der Athlet steht auf einem erhöhten Kasten. Die Beine sind geschlossen, die Fußspitzen befinden sich an der Kante. Nun beugt sich die Testperson bei gestreckten Beinen so weit wie möglich nach unten. Der Abstand der Fingerspitzen vom Fußsohlenniveau wird als Testergebnis registriert. Werte oberhalb des Standniveaus haben negative Vorzeichen. Zur Beurteilung und Vergleichsmöglichkeit wird dann ein Bewertungsindex gebildet der die Bein- und Oberkörperlänge berücksichtigt:

Index = 1 – ((Beinlänge – Oberkörperlänge)/Abstand zum Sohlenniveau)

5.8.5 Test der Wadenmuskulatur nach Janda

Durch diesen Test wird die Dehnfähigkeit der Wadenmuskulatur überprüft.
Die Testperson geht in die tiefe Hocke und versucht die Fersen am Boden zu halten. Je nach Ergebnis wird die Dehnfähigkeit der Wadenmuskulatur beurteilt:

- Fersen halten Bodenkontakt → keine Muskelverkürzung
- Fersen erreichen Boden nicht mehr → leichte Muskelverkürzung
- tiefe Hocke ist nicht möglich → starke Muskelverkürzung

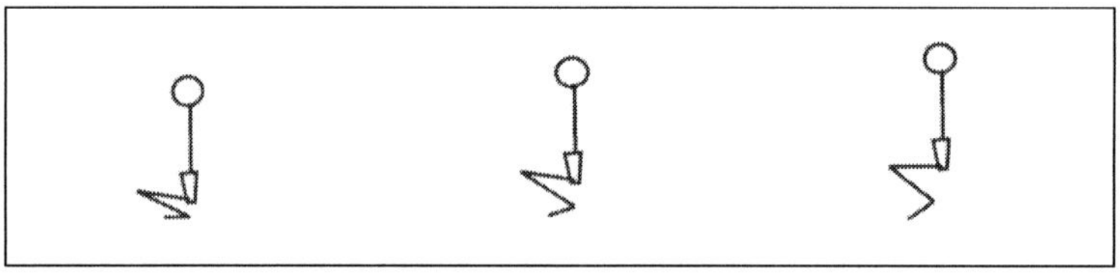

Abb. 14/5: Test der Wadenmuskulatur nach Janda

5.8.6 Test der geraden vorderen Oberschenkelmuskulatur nach Janda

Durch diesen Test wird die Dehnfähigkeit der vorderen Oberschenkelmuskulatur überprüft.
Der Athlet legt sich auf den Buch. Aus dieser Lage wird das Kniegelenk passiv gebeugt. Die Hüfte bleibt dabei gestreckt. Das Testergebnis ist der Abstand zwischen der Ferse und dem Gesäß:

- Abstand 0 cm → keine Muskelverkürzung
- Abstand 1 bis 15 cm → leichte Muskelverkürzung
- Abstand >15 cm → starke Muskelverkürzung

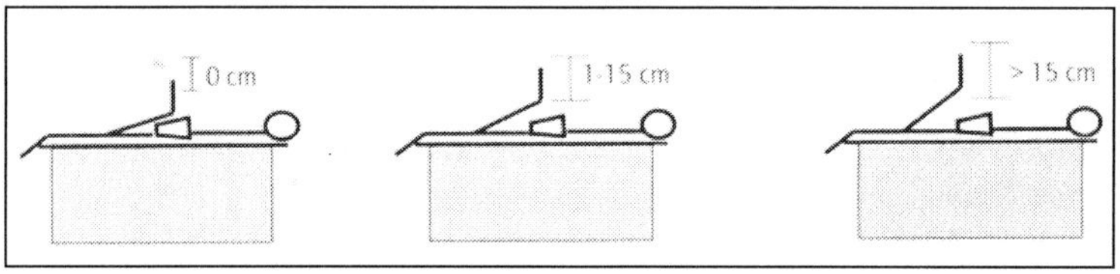

Abb. 15/5: Test der vorderen Oberschenkelmuskulatur nach Janda

5.8.7 Test des Lenden-Darmbein-Muskel nach Janda

Durch diesen Test wird die Dehnfähigkeit im Lenden-Darmbein-Bereich überprüft. Die Testperson liegt in der Rückenlage auf einer Untersuchungsbank. Das Gesäß befindet sich an der Kante. Ein Bein hängt frei, das andere wird in der Hüfte passiv gebeugt. Jetzt wird der Winkel des frei hängenden Beines zur Horizontalen gemessen:

- Winkel > 15° → keine Muskelverkürzung
- Winkel 15° - 0° → leichte Muskelverkürzung
- Winkel < 0° → starke Muskelverkürzung

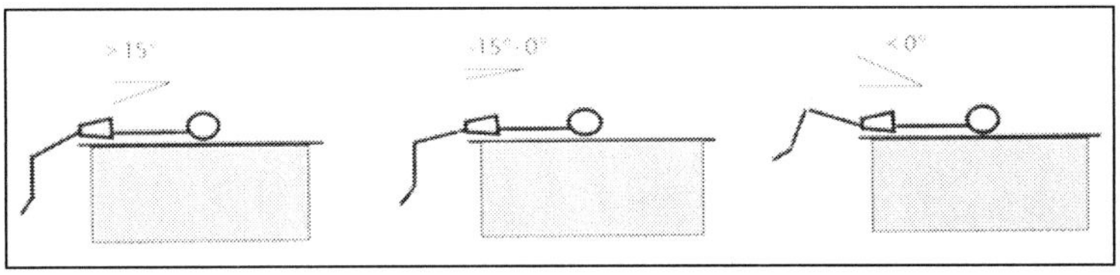

Abb. 16/5: Test des Lenden-Darmbein-Muskel nach Janda

5.8.8 Test der Adduktoren nach Janda

Dieser Test erfasst die Dehnfähigkeit der Adduktoren.
Aus der Rückenlage wird das gestreckte Bein maximal abgewinkelt. Gemessen wird der Winkel, bezogen auf die Ausgangsstellung.

- Winkel > 60° → keine Muskelverkürzung
- Winkel 40° - 60° → leichte Muskelverkürzung
- Winkel < 40° → starke Muskelverkürzung

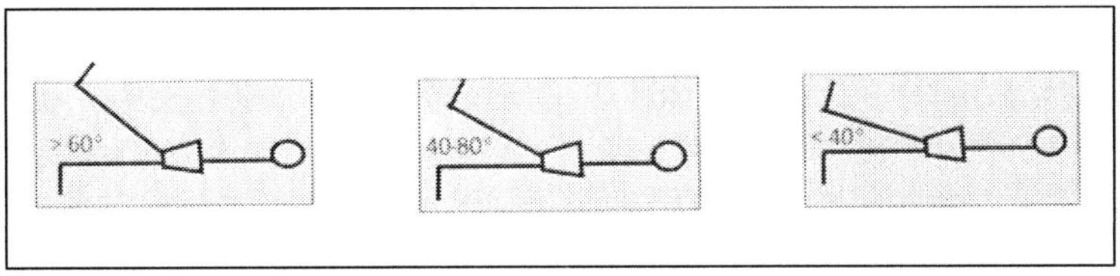

Abb. 17/5: Test der Adduktoren nach Janda

5.9 Sportartspezifische Test

Neben den vorgestellten Leistungstests haben sich in den unterschiedlichen Sportarten weitere Testarten etabliert. Beispielhaft werden hier bewährte Tests für die Bereiche Schwimmen, Radfahren und Laufen vorgestellt.

5.9.1 Schwimmen

Die Durchführung von Tests mit Herzfrequenz- und Laktatkontrolle ist im Schwimmen doch mit größerem Aufwand verbunden und nicht so einfach durchzuführen.
Hier bietet sich sowohl für die Leistungskontrolle, als auch für die Bestimmung von Trainingsintensitäten der 400-Meter-Maximaltest an.

400-Meter-Maximaltest

Aufgrund der erreichten Zeit auf der 400-Meter-Strecke können die Trainingsgeschwindigkeiten für die einzelnen Trainingsbereiche abgeleitet werden. Durch die standardisierten Bedingungen der Schwimmbecken kann der Test einfach durchgeführt werden und auch die Einhaltung der abgeleiteten Schwimmgeschwindigkeiten dürfte keine allzu große Schwierigkeiten bereiten.
Nach einem umfangreichen Einschwimmen werden 400 Meter mit der maximal möglichen Geschwindigkeit durchschwommen. Anhand der nachfolgend aufgeführten Tabelle kann die jeweilige Geschwindigkeit der Trainingsbereiche abgelesen werden.

Test	WSA - Training		GA 2 - Training		GA 1 - Training	
400m	**50m**	**100m**	**100m**	**200m**	**100m**	**400m**
100m	100m	100m	100m	100m	100m	100m
8:30,0	**0:55,4**	**2:01,4**	**2:15,6**	**4:34,2**	**2:30,0**	**10:22,0**
2:07,5	1:50,9	2:01,4	2:15,6	2:17,1	2:30,0	2:35,5
8:15,0	**0:53,8**	**1:57,9**	**2:11,6**	**4:26,1**	**2:25,6**	**10:03,7**
2:03,8	1:47,6	1:57,9	2:11,6	2:13,0	2:25,6	2:30,9
8:00,0	**0:52,2**	**1:54,3**	**2:07,7**	**4:18,1**	**2:21,2**	**9:45,4**
2:00,0	1:44,3	1:54,3	2:07,7	2:09,0	2:21,2	2:26,3

Test	WSA - Training		GA 2 - Training		GA 1 - Training	
400m	**50m**	**100m**	**100m**	**200m**	**100m**	**400m**
100m	100m	100m	100m	100m	100m	100m
7:45,0	**0:50,5**	**1:50,7**	**2:03,7**	**4:10,0**	**2:16,8**	**9:27,1**
1:56,3	1:41,1	1:50,7	2:03,7	2:05,0	2:16,8	2:21,8
7:30,0	**0:48,9**	**1:47,1**	**1:59,7**	**4:01,9**	**2:12,4**	**9:08,8**
1:52,5	1:37,8	1:47,1	1:59,7	2:00,9	2:12,4	2:17,2
7:15,0	**0:47,3**	**1:43,6**	**1:55,7**	**3:53,9**	**2:07,9**	**8:50,5**
1:48,8	1:34,6	1:43,6	1:55,7	1:56,9	2:07,9	2:12,6
7:00,0	**0:45,7**	**1:40,0**	**1:51,7**	**3:45,8**	**2:03,5**	**8:32,2**
1:45,0	1:31,3	1:40,0	1:51,7	1:52,9	2:03,5	2:08,0
6:45,0	**0:44,0**	**1:36,4**	**1:47,7**	**3:37,7**	**1:59,1**	**8:13,9**
1:41,3	1:28,0	1:36,4	1:47,7	1:48,8	1:59,1	2:03,5
6:30,0	**0:42,4**	**1:32,9**	**1:43,7**	**3:29,7**	**1:54,7**	**7:55,6**
1:37,5	1:24,8	1:32,9	1:43,7	1:44,8	1:54,7	1:58,9
6:15,0	**0:40,8**	**1:29,3**	**1:39,7**	**3:21,6**	**1:50,3**	**7:37,4**
1:33,8	1:21,4	1:29,3	1:39,7	1;40,8	1:50,3	1:54,3
6:00,0	**39,1**	**1:25,7**	**1:35,7**	**3:13,5**	**1:45,9**	**7:19,0**
1:30,0	1:18,2	1:25,7	1:35,7	1:36,8	1:45,9	1:49,8
5:45,0	**37,5**	**1:22,1**	**1:31,8**	**3:05,5**	**1:41,5**	**7:00,7**
1:26,0	1:15,0	1:22,1	1:31,8	1:32,7	1:41,5	1:45,2
5:30,0	**35,9**	**1:18,6**	**1:27,8**	**2:57,4**	**1:37,1**	**6:42,4**
1:22,5	1:11,8	1:18,6	1:27,8	1:28,7	1:37,1	1:40,6
5:15,0	**0:34,2**	**1:15,0**	**1:23,8**	**2:49,9**	**1:32,6**	**6:24,1**
1:18,8	1:08,4	1:15,0	1:23,8	1:24,9	1:32,6	1:36,0
5:00,0	**0:32,6**	**1:11,4**	**1:19,8**	**2:41,3**	**1:28,2**	**6:05,9**
1:15,0	1:05,2	1:11,4	1:19,8	1:20,6	1:28,2	1:31,5
4:45,0	**0:31,0**	**1:07,9**	**1:15,8**	**2:33,2**	**1:23,8**	**5:47,6**
1:11,3	1:02,0	1:07,9	1:15,8	1:16,6	1:23,8	1:26,9
4:30,0	**0:29,3**	**1:04,3**	**1:11,8**	**2:25,2**	**1:19,4**	**5:29,3**
1:07,5	0:28,6	1:04,3	1:11,8	1:12,6	1:19,4	1:22,3
4:15,0	**0:27,7**	**1:00,7**	**1:07,8**	**2:17,1**	**1:15,0**	**5:11,0**
1:03,7	0:55,4	1:00,7	1:07,8	1:08,6	1:15,0	1:17,7
4:00,0	**0:26,1**	**0:57,1**	**1:03,8**	**2:09,0**	**1:10,6**	**4:52,7**
1:00,0	0:52,2	0:57,1	1:03,8	1:04,5	1:10,6	1:13,2

Tab. 5/5: Vom 400-Meter-Maximaltest abgeleitete Schwimmzeiten

5.9.2 Radfahren

Im Radsport werden im Rahmen der sogenannten komplexen Leistungsdiagnostik mehrere zum Laktatstufentest ergänzende Tests durchgeführt. Diese sind teilweise nur mit größerem apparativem Aufwand auf speziellen Ergometern durchführbar.

Anaerober Test

Der anaerobe Test funktioniert im Prinzip genau umgekehrt wie der Laktatstufentest. Anstatt die Belastung stufenweise zu steigern, wird der anaerobe Test von Beginn an mit maximaler Leistung durchgeführt. Dazu wird ein Fahrradergometer mit drehzahlkonstantem Betrieb eingesetzt.

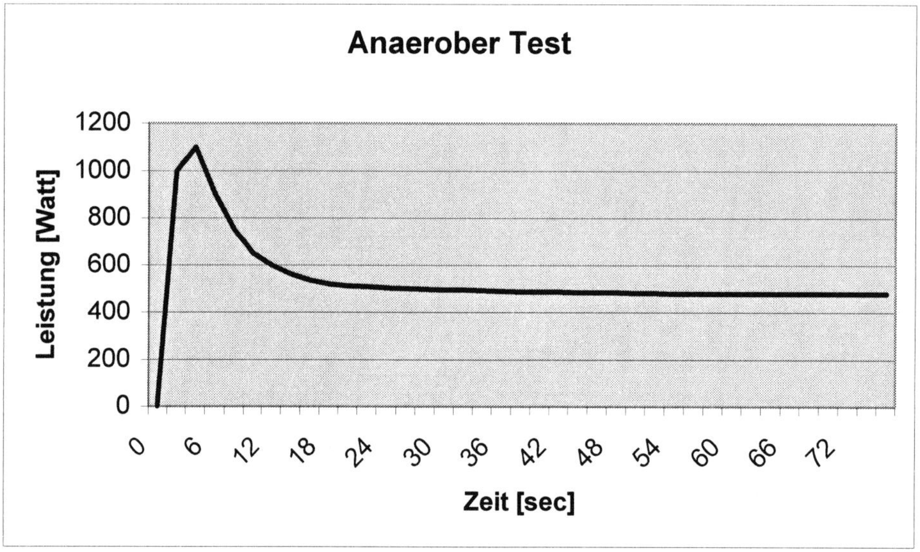

Abb. 18/5: Leistungskurve beim anaeroben Test

Die Testdauer beträgt 75 Sekunden. Im Verlauf des Tests nimmt die aufgebrachte Leistung des Athleten kontinuierlich ab, pendelt sich dann aber auf einem bestimmten Niveau ein.
Die Anteile an anaerober und aerober Energiegewinnung können durch die Messung der Sauerstoffaufnahme abgeschätzt werden.

Nach Testende werden mehrere Laktatproben genommen und somit der Gipfel des Laktatanstiegs erfasst.
Die wichtigsten aus dem Test gewonnen Daten sind:

- Leistungsspitze (Peak Power)
- Durchschnittliche Leistung (Average Power)
- Plateauleistung (Critical Power)
- Beginn der Plateauphase (Critical Time)
- Durchschnittliche Sauerstoffschuld
- Sauerstoffschuld in der Plateauphase

Zugkrafttest

Beim Zugkrafttest werden auf dem Fahrradergometer im drehzahlkonstanten Betrieb maximale Belastungen über 6 Sekunden mit unterschiedlichen Tretfrequenzen gefahren. Diese betragen normalerweise für den Straßenradsport 50 - 70 - 90 - 110 - 130 Umdrehungen in der Minute, wobei die kleinste Drehzahl im Wiegetritt, die anderen im Sitzen gefahren werden. Die Pausen zwischen den Durchgängen betragen 4 Minuten.

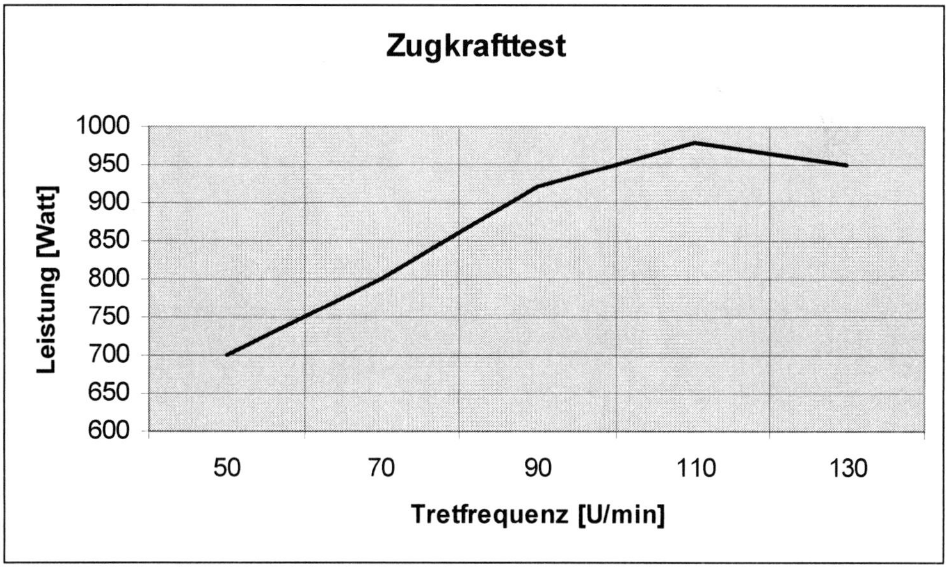

Abb. 19/5: Zugkrafttest

Aus den im Diagramm aufgetragenen Werten kann man die Drehzahl ermitteln mit der die individuelle maximale Leistung erbracht werden kann.

Statischer Maximalkrafttest

Da zwischen statischer und dynamischer Kraft ein enger Zusammenhang besteht, kann dieser Test wertvolle Daten für die maximal einsetzbare Beinkraft beim pedalieren liefern.
An einem Messfahrrad werden die Kurbeln in horizontaler (90°) und diagonaler (50°) Kurbelstellung fixiert. In dieser Stellung übt der Athlet seine maximal aufzubringende Kraft auf die Pedale aus.
Aus der Differenz der Kraftwerte in den unterschiedlichen Kurbelstellungen kann man nun Rückschlüsse auf das Kraft-Dehnungsverhältnis der Muskulatur ziehen.

Motoriktest

Der Motoriktest gibt Auskunft über die intra- und intermuskuläre Koordination der am Tretzyklus beteiligten Muskulatur.
Dies geschieht über die Ermittlung der maximal möglichen Tretfrequenz bei ungebremster Kurbelarbeit.

5.9.3 Laufen

An dieser Stelle werden noch zwei Tests für den Bereich Laufen dargestellt.
Der Coopertest kann zur Abschätzung der maximalen Sauerstoffaufnahme herangezogen werden. Außerdem lässt sich mit seiner Hilfe auch die Laufgeschwindigkeit an der anaeroben Schwelle abschätzten.
Der Kosmin-Test findet bei den Mittelstrecklern Anwendung. Mit seiner Hilfe kann das Leistungsvermögen auf der 800 und 1500 Meter-Strecke abgeschätzt werden.

Cooper-Test

Beim Cooper-Test wird das Leistungsvermögen anhand der in 12 Minuten maximal erreichten Laufleistung auf einer Laufbahn abgeschätzt. Auf Grund von

Vergleichsuntersuchungen wurde dabei ein enger Zusammenhang zwischen der maximalen Sauerstoffaufnahme und der erbrachten Laufleistung festgestellt.
Für Untrainierte kann darüber hinaus festgestellt werden, dass die Laufgeschwindigkeit an der anaeroben Schwelle mit der mittleren Laufgeschwindigkeit im Cooper-Test identisch ist. Für besser Trainierte gilt dies allerdings nicht mehr, da sie in der Lage sind die Strecke mit wesentlich größerem Anteil an anaerober Energiebereitstellung zu laufen und daher ihre gemessenen Laktatwerte zum Teil deutlich über der anaeroben Schwelle liegen.

Gelaufene Strecke [m]	Geschw. an der anaeroben Schwelle [km/h]	Rel. max. Sauerstoff-aufnahme [ml/kg/min]
2600	11,0 (10,5 - 11,5)	47,1
2700	11,5 (11,0 - 12,0)	48,7
2800	12,0 (11,6 - 12,4)	50,4
2900	12,6 (12,3 - 12,9)	52,1
3000	13,1 (12,8 - 13,4)	53,8
3100	13,6 (13,3 -13,9)	55,5
3200	14,1 (13,7 - 14,6)	57,2
3300	14,6 (14,1 - 15,1)	58,9
3400	15,1 (14,6 - 15,6)	60,6
3500	15,6 (15,0 - 16,2)	62,3
3600		64,0
3700		65,7
3800		67,4

Tab. 6/5: Cooper-Test und korrespondierende Größen

Kosmin-Test

Der Kosmin-Test stellt eine gute Möglichkeit dar, die disziplinspezifische Ausdauer von Mittelstreckenläufern zu testen. Darüber hinaus bietet er ein gute Möglichkeit die erreichbare Wettkampfzeit abzuschätzen.

800m-Test

Der Athlet läuft in 60 Sekunden die maximal mögliche Distanz. Danach hat er genau drei Minuten Pause und läuft ein zweites Mal die 60 Sekunden. Aus der Addition der beiden Streckenlängen lässt sich die zu erwartende Wettkampfzeit abschätzen.

Distanz	Kalkulierte Wettkampfzeit	Distanz	Kalkulierte Wettkampfzeit	Distanz	Kalkulierte Wettkampfzeit
500	2:38,0	660	2:18,9	820	1:59,8
520	2:35,6	680	2:16,5	840	1:57,4
540	2:33,2	700	2:14,1	860	1:55,1
560	2:30,8	720	2:11,7	880	1:52,7
580	2:28,4	740	2:09,4	900	1:50,3
600	2:26,0	760	2:07,0	920	1:47,9
620	2:23,6	780	2:04,6	940	1:45,4
640	2:21,2	800	2:02,2		

Tab. 7/5: kalkulierte Wettkampfzeiten aus dem 800m-Kosmin-Test

1500m-Test

Der Athlet läuft 4x60 Sekunden. Nach dem ersten Lauf macht er drei Minuten Pause, nach dem zweiten Lauf zwei Minuten und nach dem dritten Lauf eine Minute. Die gemessenen Distanzen werden addiert und die zu erwartende Wettkampfzeit kann aus der nachfolgenden Tabelle abgelesen werden.

Distanz	Kalkulierte Wettkampfzeit	Distanz	Kalkulierte Wettkampfzeit	Distanz	Kalkulierte Wettkampfzeit
1300	4:49,7	1480	4:20,5	1680	3:48,1
1340	4:43,2	1520	4:14,1	1720	3:41,6
1380	4:36,7	1560	4:07,6	1760	3:34,5
1420	4:30,3	1600	4:01,1		
1460	4:23,8	1640	3:54,6		

Tab. 8/5: kalkulierte Wettkampfzeiten aus dem 1500m-Kosmin-Test

5.10 Testübersicht

Test	Gemessene Parameter	Ableitung Trainings-intensitäten (Grundlage)	Ableitung Wettkampf-leistung	Aufwand
Ausdauer-stufentest	Laktat-leistungskurve	ja (Laktat)	bedingt	hoch (Blutabnahme)
Kurzzeits-stufentest	VO_{2max} max. aerobe Leistung	nein	bedingt	hoch (Blutabnahme, Atemgasanalyse)
Conconi-Test	Anaerobe Schwelle	ja (Herzfrequenz)	bedingt	mittel (Herz-frequenzmessung)
Standardisiertes Testtraining	Aerobe Leist-ungsfähigkeit	nein	ja	mittel (Herz-frequenzmessung)
Maximalkrafttest	Maximalkraft	ja	nein	gering
Kraftausdauer-test	Kraftausdauer	nein	nein	mittel
Flexibilitätstest	Muskelflexibilität	nein	nein	gering
Schwimmen: 400m-Maximaltest	max. aerobe Leistung	ja	ja	gering
Radfahren: Anaerober Test	Anteile aerobe/ anaerobe Energiebereit-stellung	nein	nein	mittel (Fahrrad-ergometer)
Radfahren: Zugkrafttest	Max. Leistung	nein	nein	mittel (Fahrrad-ergometer)
Radfahren: Stat. Maximal-krafttest	Sportartspez. Maximalkraft	nein	nein	mittel (Fahrrad-ergometer)
Radfahren: Motoriktest	Sportartspez. Technik	nein	nein	mittel (Fahrrad-ergometer)
Laufen: Cooper-Test	Aerobe Leist-ungsfähigkeit	bedingt	bedingt	gering
Laufen: Kosmin-Test	Wettkampf-leistung	nein	ja	gering

Tab. 9/5: Testübersicht

6 Langfristiger Leistungsaufbau

Weltklasseleistungen in Ausdauersportarten erfordern einen langfristigen, mehrjährigen Leistungsaufbau. Je früher Talente erkannt und gefördert werden, desto besser gestalten sich die Möglichkeiten deren Potenzial voll auszuschöpfen.
Erst nach sieben bis zehn Trainingsjahren können absolute Spitzenleistungen erwartet werden. In Langzeitausdauersportarten wird das Hochleistungsalter oft erst zwischen dem 28. und 32. Lebensalter erreicht. Bestes Beispiel dafür ist der Straßenradsport, wo ein Großteil der Spitzenathleten, vor allem wenn sie überragende Leistungen bei mehrtägigen Etappenrennen erzielen, ihren absoluten Leistungshöhepunkt erst jenseits der 30 erreichen.
Der Athlet durchläuft im Idealfall vier Entwicklungsstufen, wobei es aber genauso gut möglich ist als sogenannter Quereinsteiger auf einer späteren Entwicklungsstufe in den absoluten Spitzenbereich vorzustoßen:

1. Stufe: Grundlagentraining
2. Stufe: Aufbautraining
3. Stufe: Anschlusstraining
4. Stufe: Hochleistungstraining

Grundlagentraining
Das Grundlagentraining dient der vielseitigen Ausbildung einer Sportart mit der Zielsetzung der Herausbildung grundlegender und sportartspezifischer Leistungsvoraussetzungen:

- Schulung grundlegender koordinativer Voraussetzungen
- schnelligkeitsorientierte Gestaltung des Trainings
- behutsame Entwicklung einer höheren Belastungsverträglichkeit
- Herausbildung von Einstellung und Verhaltensweise zum leistungsorientierten Training

Aufbautraining
Im Aufbautraining wird der Anteil des speziellen Trainings, sowie der gesamte Trainingsumfang sukzessive erhöht. Merkmale der Aufbauetappe:

- Herausbildung der Feinkoordination sportartspezifischer Bewegungshandlungen

- Erhöhung der Belastbarkeit und des Ausprägungsniveaus allgemeiner Leistungsvoraussetzungen
- Förderung der technisch-taktischen Handlungsfähigkeit
- forcierte Entwicklung von Schnelligkeit und Schnellkraft

Anschlusstraining

Diese Etappe dient dem nahtlosen Übergang vom Nachwuchs- zum Hochleistungstraining. Die Zielsetzung ist eine sportartspezifische Herausbildung steigerungsfähiger Anschlussleistungen um im Hochleistungstraining die individuell maximale Leistungsfähigkeit zu erreichen. Merkmale des Anschlusstrainings:

- deutliche Spezialisierung
- Erhöhung des Anteils an wettkampfspezifischem Training sowie der Wettkampfteilnahme
- Sicherung eines beständigen Belastungsanstiegs
- gezielte Variation der Wirkrichtung der Belastungen

Hochleistungstraining

Jetzt ist die letzte Etappe der langfristigen Leistungsausprägung erreicht. Hier gilt es die individuell maximale Leistung in der Spezialdisziplin zu erreichen:

- Individualisierung des Trainings
- hoher Stellenwert wettkampfspezifischer Belastungen
- Einsatz allgemeiner und semispezifischer Trainingsmittel für das Erschließen neuer Belastungsdimensionen
- gezielter Einsatz von Gipfelbelastungen

Trainingsstufe	Trainingsprinzipien
Grundlagentraining	• P. des wirksamen Belastungsreizes • P. der optimalen Gestaltung von Be- und Entlastung • P. der Variation der Trainingsbelastung • P. der Individualität
Aufbautraining	Zusätzlich: • P. der Wiederholung und Kontinuität • P. der allmählichen Belastungssteigerung
Anschlusstraining	Zusätzlich: • P. der zunehmenden Spezialisierung • P. der Periodisierung und Zyklisierung • P. der Variation der Trainingsbelastung
Hochleistungstraining	Zusätzlich: • (P. der periodisierten Regeneration)

Tab. 1/6: Trainingsstufen und relevante Trainingsprinzipien

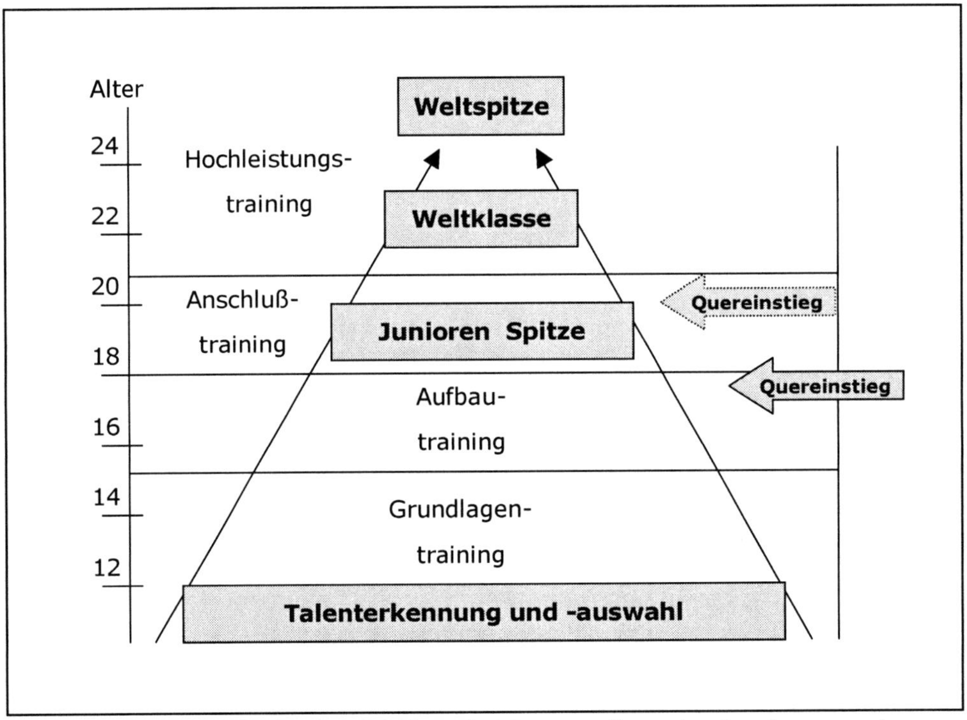

Abb. 1/6: Systematik des langfristigen Leistungsaufbaus im Ausdauersport

7 Jahresperiodisierung

Basis für einer erfolgreichen Jahrestrainingsplanung stellt die Analyse der Ausgangssituation des Athleten dar.

Dies umfasst die Auswertung der Trainingsumfänge und –inhalte des abgelaufenen Jahres, die Planung eines oder mehrerer Hauptwettkämpfe, sowie die Einschätzung persönlicher realistischer Leistungsziele.

Um den Organismus dabei nicht zu überlasten, ist es wichtig die Belastungsumfänge gegenüber dem Vorjahr nicht zu drastisch zu erhöhen. Dabei werden weitere Umfangsteigerungen umso schwieriger, je höher das Leistungsniveau und das Trainingsalter bereits fortgeschritten sind. Die Steigerungsraten der nachfolgenden Tabelle können als Orientierungswerte herangezogen werden:

Letztjährige Trainingsstunden	**Aktueller Fitnessgrad**			
	ausreichend	**Befriedigend**	**Gut**	**Sehr gut**
< 300	5%	5..7%	7..10%	10..12%
301 - 400	0..5%	5..7%	7..10%	10..12%
401 - 500	0..3%	3..8%	8..12%	12..15%
501 - 600	0%	0..10%	10..15%	15..20%
601 - 700	0%	0..10%	10..15%	15..20%
701 - 800	0%	0..5%	5..10%	10..15%
801 - 900	0%	0..3%	3..8%	8..12%
> 900	0%	0%	0..3%	3..6%

Tab. 1/7: Prozentualer Anstieg der Jahrestrainingsstunden

Für den Jahresverlauf müssen nun gezielt Be- und Entlastungsphasen geplant werden. Schwerpunkte werden sowohl längerfristig als auch kurzfristig gesetzt. An jede Belastungsphase muß sich eine Entlastungsphase anschließen. Aufgrund dieses Wechselprinzips lässt sich das Trainingsprogramm in unterschiedlich lange Planungszyklen einteilen:

- Mikrozyklus: 1 Woche
- Mesozyklus: 3 – 4 Wochen
- Makrozyklus: mehrere Monate
- Jahreszyklus: 1 Jahr

7.1 Der Jahreszyklus

Die Planung des Jahreszyklus orientiert sich an einem oder mehreren Wettkampfhöhepunkten. Wir sprechen in diesem Zusammenhang auch von der Jahresperiodisierung. Diese kann eine einfache oder eine mehrfache sein. Meist wird die Form der Mehrfachperiodisierung bevorzugt. Eine Periode wird als Makrozyklus bezeichnet.
Hauptsächliche Gründe für die Anwendung mehrerer Makrozyklen im Jahresverlauf sind:

- höhere Wettkampfdichte im Trainingsjahr.
- Intensivierung des Trainingsprozesses, d.h. es wird die Möglichkeit genutzt über das Jahr gesehen mit einem höheren Anteil an intensiven Trainingsmitteln zu arbeiten.
- kürzere, sich öfter wiederholende Etappen ermöglichen eine einfachere und bessere Planung und Steuerung.
- Vermeidung von Monotonie und Eintönigkeit im Jahresverlauf und damit eine bessere psychische Stimulierung der Sportler.

Wird die Form einer Mehrfachperiodisierung bevorzugt, so sollte allerdings darauf geachtet werden, dass die notwendige Zeit für die Leistungsentwicklung und der zugrundeliegenden Anpassungsprozesse gegeben ist. Als Untergrenze für eine Periode ist daher ein Zeitraum von etwa 2,5 bis 3 Monaten zu sehen.
Der Hauptwettkampf einer Periode ist immer an das Ende des entsprechenden Zyklus zu terminieren. Hier sollte die maximale Leistungsfähigkeit abgerufen werden können.

7.2 Der Makrozyklus (MAZ)

Der Makrozyklus erstreckt sich über mehrere Monate. Als Minimum für eine sinnvolle Planung gelten 2,5 bis 3 Monate. Innerhalb des Jahreszyklus werden im Ausdauersport normalerweise ein bis drei Makrozyklen durchgeführt.
Der Periodisierung innerhalb des Makrozyklus liegt eine systematische Belastungserhöhung und Spezialisierung hin zum Hauptwettkampf am Ende des Zyklus zugrunde. Um die Steigerung der Belastung und Spezifik sicherzustellen, werden folgende Richtlinien genutzt:

- Wechsel der Trainingsreize im Zyklusverlauf
- allmähliche Zunahme der Disziplinspezifik
- allmähliche Erhöhung der intensiven Trainingsinhalte
- allmähliche Erhöhung der Belastungswiderstände im Kraftausdauertraining
- Blockbildung spezieller Trainingsinhalte

Ein weiteres entscheidendes Merkmal der gezielten Entwicklung der sportlichen Form innerhalb des Makrozyklus ist die Einteilung in bestimmte Phasen:

1. Herausbildung der sportlichen Form
   → Vorbereitungsperiode

2. Relative Stabilisierung der sportlichen Form
   → Wettkampfperiode

3. zeitweiliger Verlust der sportlichen Form
   → Übergangsperiode

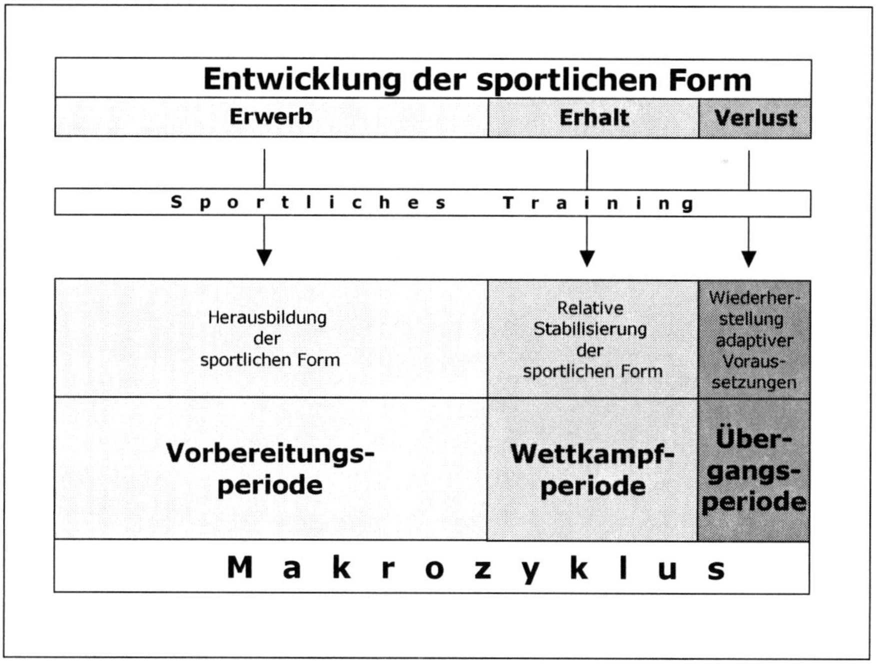

Abb. 1/7: Entwicklung der sportlichen Form im Makrozyklus

Phase	Periode	Dauer	Ziele
Herausbildung der sportlichen Form	Vorbereitungs-periode	Etwa 2/3 des gesamten Zyklus	• Erreichen einer Leistung die im Bereich der Höchstleistung des vergangenen Periodenzyklus liegt. • Schaffung von Voraussetzungen für den weiteren Augbau der spezifischen Wettkampfleistung • Erhöhung des Niveaus der allgemeinen Leistungsvoraussetzungen • Entwicklung einzelner Faktoren die Grundlagencharakter tragen • Entwicklung der auf die Wettkampf-leistung ausgerichteten spezifischen Fähigkeiten
Stabilisierung der sportlichen Form	Wettkampf-periode	Knapp 1/3 des gesamten Zyklus	• Erreichen einer höheren Leistungs-fähigkeit als im vergangenen Periodenzyklus (bei Hochleistungs-sportlern individuelle Höchstleistung) • Stabilisierung der sportlichen Form • optimale Vorbereitung auf den Hauptwettkampf
Zeitweiliger Verlust der sportlichen Form	Übergangs-periode	Bis 10% des gesamten Zyklus	• körperliche und psychische Regeneration durch aktive Erholung • Erhalt eines möglichst hohen Niveaus der Leistungsfähigkeit

Tab. 2/7: Struktur eines Makrozyklus

7.2.1 Schwerpunkte der Perioden

Die Vorbereitungsperiode wird normalerweise in drei Etappen (Mesozyklen) unterteilt, die je nach Jahresperiodisierungsschema auch innerhalb eines Makrozyklus entfallen oder teilweise zusammengefasst werden können. Innerhalb der einzelnen Etappen werden folgende Schwerpunkte gesetzt:

VP I: • Verbesserung der Grundlagen- und Kraftausdauer mit Training im aeroben Bereich.

- Erhöhung der Belastungsverträglichkeit durch allgemeines Athletiktraining.
- Schulung von Technik und Motorik durch Schnelligkeits- und Koordinationstraining.

⇒ hauptsächlich mittlere GA I und GA I/II – Belastungen

VP II:
- Verbesserung der Grundlagen- und Kraftausdauer mit erhöhtem Trainingsanteil im aerob/anaeroben Übergangsbereich.
- Reduzierung des allgemeinen Athletiktrainings.
- Erhöhter Umfang und Intensität des Krafttrainings.
- Disziplinspezifische Blockbildung in Mikrozyklen.

⇒ vermehrt umfangreiche GA I-Belastungen und GA II-Belastungen

VP III:
- Schaffung wettkampfspezifischer Leistungsgrundlagen durch den Vermehrten Einsatz anaerober Trainingsinhalte.
- Ausprägung wettkampfspezifischer Kraftfähigkeiten durch den Einsatz intensiven spezifischen Kraftausdauertrainings.
- Einsatz einer Gipfelbelastung zur maximalen Ausprägung der Grundlagen- und Kraftausdauerfähigkeiten.

⇒ weitere Belastungssteigerung durch vermehrt anaerobe Trainingsanteile und Gipfelbelastung für die maximale Ausprägung der Grundlagen- und Kraftausdauer

WP I:
- Ausprägung und Stabilisierung der wettkampfspezifischen Ausdauer durch intensive Trainings- und Wettkampfbelastungen.
- Stabilisierung der Grundlagenausdauer durch aerobe Trainingsinhalte.

⇒ Stabilisierung auf hohem Niveau durch sehr intensive sowie aerobe Inhalte, Vermeidung großer Umfänge im aerob/anaeroben Übergangsbereich

ÜP:
- Belastungsreduzierung
- Alternativtraining

⇒ psychische und physische Erholung

Monat	Nov	Dez	Jan	Feb	Mär	Apr	Mai	Jun	Jul	Aug	Sep	Okt
Mesozyklus	1	2	3	4	5	6	7	8	9	10	11	12
	VP I			VP II			VP III		WP I	UWV	WP II	ÜP
Schwerpunkte	GA I; KA I Allg. Athletik Technik			GA I/II, KA I Allg. Athletik			GA II KA II		WSA GA I KA I	GA I/II KA I/II	WSA GA I	REKOM
				S	L	R	Koppeltraining					
Ziel	Erhöhung der allgemeinen Leistungsgrundlagen			Erhöhung und Stabilisierung der spezifischen Leistungsgrundlagen					Ausprägung und Stabilisierung der komplexen Wettkampfleistung			Erholung

Abb. 2/7: Einfachperiodisierung am Beispiel Triathlon

Monat	Nov	Dez	Jan	Feb	Mär	Apr	Mai	Jun	Jul	Aug	Sep	Okt
Mesozyklus	1	2	3	4	5	6	7	8	9	10	11	12
	VP I		VP II		VP III	WP I		ÜP	VP IV	VP V	WP II	ÜP
Schwerpunkte	GA I; KA I Allg. Athletik Technik		GA I/II, KA I		GA II KA II	WSA GA I KA I		REKOM	GA I, KA I	GA II KA II	WSA GA I KA I	REKOM
			R	L	Kopp. train.							
Ziel	Erhöhung der allg. Leistungsgrundlagen		Erhöhung/ Stabilisierung spezifischer Leistungsgrundlagen			Auspr./ Stab. der Wettk.-leistung		Erholung	Erhöhung/ Stabilisierung spezifischer Leistungsgrundlagen		Auspr. Stab. Wettk. leist.	Erholung

Abb. 3/7: Doppelperiodisierung am Beispiel Duathlon

Monat	Nov	Dez	Jan	Feb	Mär	Apr	Mai	Jun	Jul	Aug	Sep	Okt
Mesozyklus	1	2	3	4	5	6	7	8	9	10	11	12
	VP I	VP II	VP III	WP I	ÜP	VP IV	VP V	WP II		VP VI	WP III	ÜP
Schwerpunkte	GA I KA I Allg. Athletik Technik	GA I/II KA I	GA II KA II	WSA GA I KA I	REKOM	GA I KA I	GA II KA II	WSA GA I KA I		GA I KA I	WSA GA I	REKOM

Abb. 4/7: Dreifachperiodisierung am Beispiel Mittel- und Langstreckenlauf

7.3 Der Mesozyklus (MEZ)

Ein Mesozyklus erstreckt sich normalerweise auf einen Zeitraum von vier bis sechs Wochen. Er gründet sich vor allem auf zwei Hauptaspekte der Trainingssteuerung:

1. **Einheit von Be- und Entlastung**

   Eine Entlastung in der dritten oder vierten Trainingswoche verhilft dem Organismus zur morphologischen und funktionellen Trainingsanpassungen. Mögliche Varianten sind in den nachfolgenden Abbildungen zu sehen.

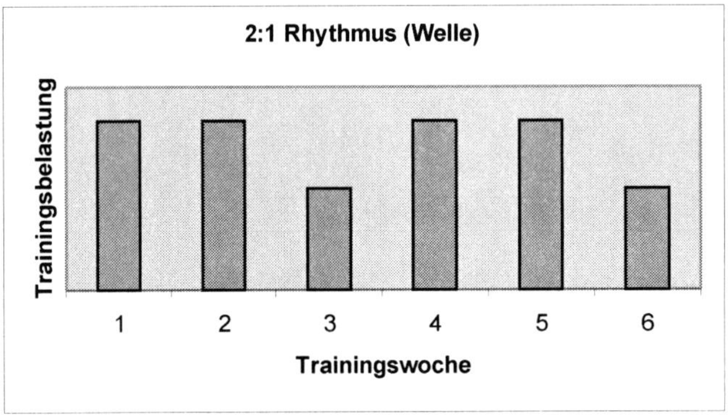

Abb. 5/7: wellenförmige 2:1-Belastung im Mesozyklus

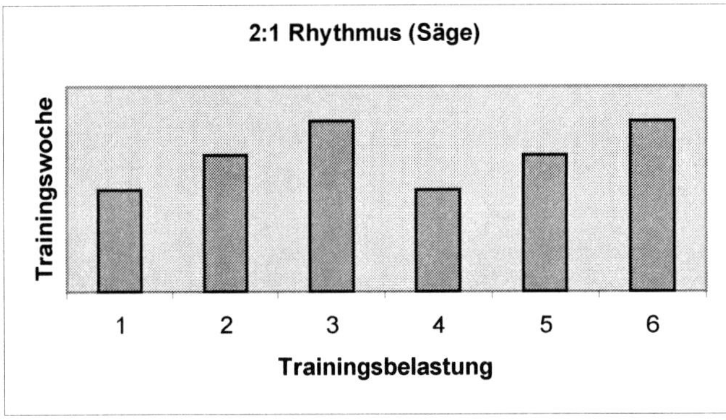

Abb. 6/7: sägezahnartige 2:1-Belastung im Mesozyklus

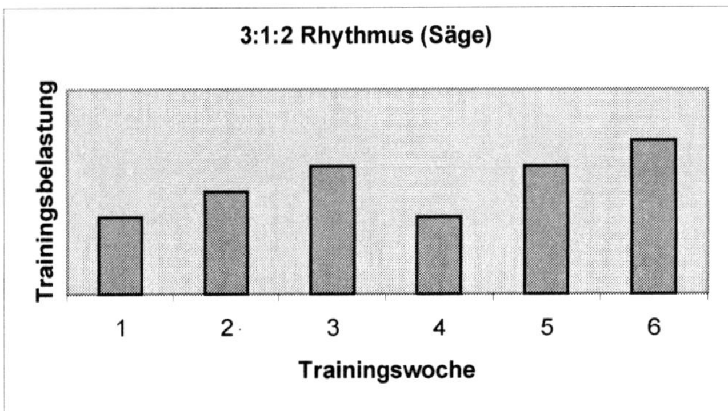

Abb. 7/7: sägezahnartige 3:1:2-Belastung im Mesozyklus

2. Notwendigkeit der akzentuierten Trainingsbelastung zur Herausbildung bestimmter Fähigkeitskomplexe

Um bestimmte Fähigkeitskomplexe herauszubilden hat sich eine Standardisierung der Trainingsaufgaben bewährt. Die nachfolgenden Fähigkeitskomplexe werden normalerweise mit den angegebenen Trainingsschwerpunkten herausgebildet.

MEZ zur Herausbildung allgemeiner Leistungsgrundlagen

1. Woche: allgemeine Ausdauer und Beweglichkeit
2. Woche: allgemeine Kraft, Schnelligkeit, Beweglichkeit, Koordination
3. Woche: allgemeine Ausdauer und Beweglichkeit
4. Woche: allgemeine Kraft, Schnelligkeit, Beweglichkeit, Koordination

MEZ zur betonten Entwicklung von Grundlagen- und Kraftausdauer

1. Woche: GA1- und KA1-Training
2. Woche: GA2- und KA2-Training
3. Woche: komplexes Motoriktraining (GA1, SA, (WSA))
4. Woche: Belastungsverminderung, Regeneration

MEZ zur Ausprägung der wettkampfspezifischen Leistung

1. Woche: komplexes Motoriktraining (GA1, SA)
2. Woche: betonte WSA-Entwicklung
3. Woche: Stabilisierung der wettkampfspezifischen Leistung
4. Woche: betonte WSA-Entwicklung bei reduzierter Gesamtbelastung (WSA, Regeneration)

7.4 Der Mikrozyklus (MIZ)

Der Mikrozyklus stellt die kleinste Planungsperiode dar und umfasst normalerweise eine Kalenderwoche. Die Hauptfunktionen des Mikrozyklus sind vor allem:

- Sicherung eines optimalen Beanspruchungs- und Erholungsverhältnisses. Daher wechseln im Wochenverlauf Tage mit hoher Belastung mit Tagen niedrigerer Belastung ab. Die Trainingsbelastung ergibt sich dabei sowohl aus dem Trainingsumfang als auch der -intensität.
- Steuerung der Trainingseinheiten, so dass sie optimal in die gewünschte Zielsetzung des übergeordneten MEZ passen.

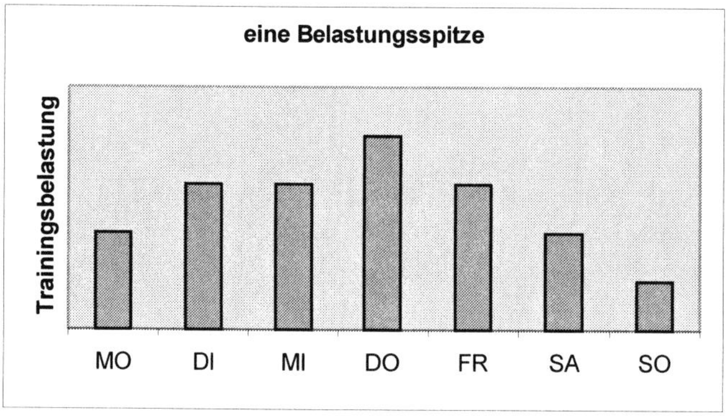

Abb. 8/7: Mikrozyklus mit einer Belastungsspitze

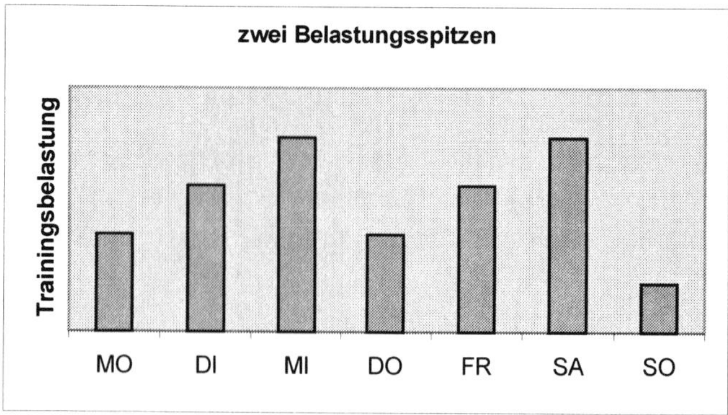

Abb. 9/7: Mikrozyklus mit zwei Belastungsspitzen

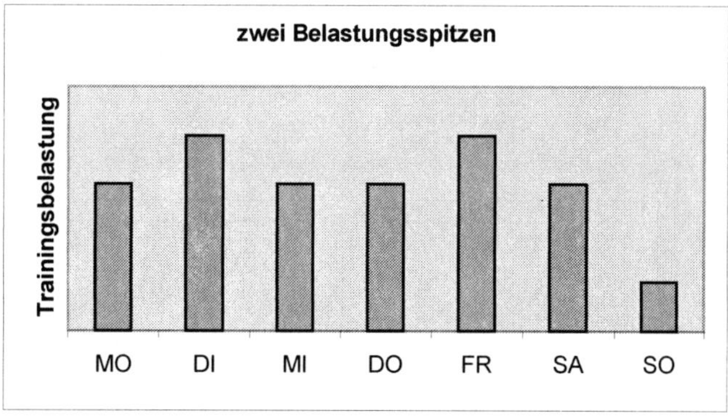

Abb. 10/7: Mikrozyklus mit zwei Belastungsspitzen und hoher Grundbelastung

Generell kann man innerhalb des Mikrozyklus mit zwei unterschiedlichen Arten der Belastungsgestaltung arbeiten:

1. gleichgerichtete Belastung:
   die einzelnen Trainingsinhalte des Mikrozyklus sind durch gleichartige Wirkrichtungen gekennzeichnet, das heißt, dass in den verschiedenen Trainingseinheiten vor allem eine Fähigkeit herausgebildet wird.

2. unterschiedlich gerichtete Belastungen:
   die einzelnen Trainingsinhalte des Mikrozyklus sind durch unterschiedliche Wirkrichtungen gekennzeichnet, das heißt, dass die Leistungsfähigkeit komplex herausgebildet wird.

Die erste Struktur kommt vor allem in der Vorbereitungsperiode zum Einsatz, die unterschiedlich gerichteten Belastungen haben sich vor allem in der Wettkampfphase bewährt, wo zum Beispiel nach einem Wettkampf am nächsten Tag nur regeneratives Training durchgeführt wird.

7.5 Die unmittelbare Wettkampfvorbereitung

Die unmittelbare Wettkampfvorbereitung hat das Ziel den Athleten in seinem maximalen individuellen Leistungszustand an den Start des Wettkampfes zu bringen. Je nach Wichtigkeit des Wettkampfes kann die Phase wenige Tage bis mehrere Wochen in Anspruch nehmen: immer mit dem Ziel vor Augen, am Tag X

die bestmögliche Leistung zu vollbringen. Dazu müssen die in der Vorbereitungsperiode erarbeiteten Voraussetzungen optimal auf die Wettkampfleistung transformiert werden.
In der unmittelbaren Wettkampfvorbereitung können keine neuen Leistungsvoraussetzungen mehr erarbeitet werden. Hier wird eine harmonische Verbindung dieser einzelnen Komponenten angestrebt.
Die optimale Wettkampfform kann im Ausdauerbereich am idealsten über ein sogenannte Taperingphase von fünf bis sieben Wochen erarbeitet werden. Sie kommt dann am Ende der Wettkampfperiode zum Einsatz, der abschließende Wettkampf bildet den Höhepunkt des Makrozyklus.
Aber nicht jeder Wettkampf kann durch eine so lange Phase vorbereitet werden. Vor weniger wichtigen Wettkämpfen kommen kürzere Vorbereitungsphasen zum Einsatz. So haben sich in der Praxis drei Arten der unmittelbaren Vorbereitung bewährt:

- 2 Tage
- 10 - 14 Tage
- 5 - 7 Wochen

Je wichtiger der Wettkampf desto länger wird die Taperingphase gewählt.

7.5.1 Zwei - Tage – Tapering

In den normalen Belastungsrhythmus von 2:1, oder 3:1, wird nach dem Entlastungstag einfach ein Weiterer (evtl. auch zwei) angehängt. In diesen beiden Tagen ist auf eine hohe Kohlenhydratzufuhr zu achten um mit angefüllten Glykogenspeichern an den Wettkampf zu gehen.
Mit dieser Art des Kurztaperings können im Wettkampf bereits 95 bis 98 Prozent der Leistungsfähigkeit abgerufen werden.

7.5.2 Zwei – Wochen – Tapering

Das Tapering über zwei Wochen ist schon sehr effektiv und wird normalerweise für zwei bis maximal vier wichtige Wettkämpfe im Jahr eingesetzt.
Zwei Wochen vor dem Hauptwettkampf erfolgt ein Aufbauwettkampf oder eine sehr intensive, belastende Trainingseinheit. Danach wird regeneriert und normal trainiert. Nach drei weiteren sehr intensiven und belastenden Trainingstagen, die

das eigentliche Herzstück des Taperings bilden und den Körper in ein Leistungstief befördern, wird nun die Superkompensation mit lockeren Trainingseinheiten eingeleitet. Die Tage bis zum Wettkampf sind durch weitestgehend lockeres Training mit eingestreuten kurzen härteren Passagen gekennzeichnet. Die letzten beiden Tage sind ganz locker, am Tag vor dem Wettkampf werden eventuell ein paar ganz kurze Steigerungen eingebaut um physiologische und nervale Prozesse für den anstehenden Wettkampf anzuregen.

TAG	Schwimmen	Radfahren	Laufen	Anmerkung
14	Aufbauwettkampf			
13	Regeneration			
12	Regeneration			
11	Normale Belastung			Grundlagenausdauertraining
10	Normale Belastung			Grundlagenausdauertraining
9	Regeneration			
8	Mittel	Mittel	Hart	
7	Mittel	Hart	Mittel	
6	Hart	Mittel	Regenerativ	
5	Regeneration			
4	Normal	---	Locker	Lauf mit 2-5 x 2-4min G2
3	Normal	Locker	---	Rad mit kurzen Tempoeinlagen
2	Regeneration			
1	Locker	Locker	Locker	Ganz kurze Antritte
X	**Hauptwettkampf**			

Tab. 3/7: Exemplarische Belastungsgestaltung für den Triathlon beim 2 – Wochen - Tapering

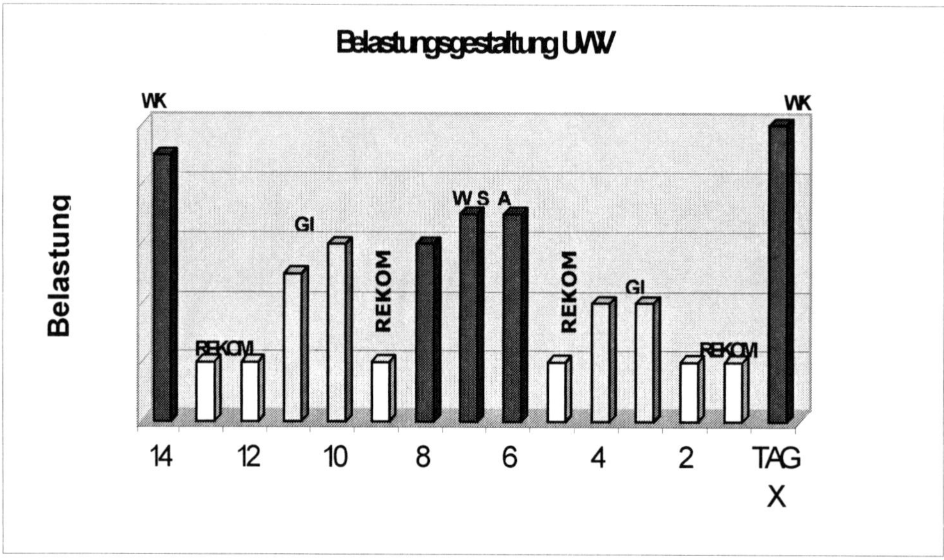

Abb. 11/7: Exemplarische Belastungsgestaltung in der unmittelbaren Wettkampfvorbereitung

7.5.3 Sechs – Wochen - Tapering

Die klassische Form der unmittelbaren Wettkampfvorbereitung erstreckt sich über fünf bis sieben Wochen und wird normalerweise ein, maximal zwei, Mal im Jahr durchgeführt. Sie dient dem Erreichen der absoluten Höchstform bei einem ausgewählten Hauptwettkampf.
Sehr effektiv kann diese Phase auch mit einem Höhentrainingslager kombiniert werden.
Im Trainingszyklus der unmittelbaren Wettkampfvorbereitung werden quasi in verkürzter zeitlicher Reihenfolge die kompletten Trainingsschwerpunkte des Makrozyklus durchlaufen. Diese Phase ist durch die absoluten Belastungsmaxima des Jahres gekennzeichnet.
Der Ablauf dieser Leistungsausprägung läuft folgendermaßen ab:

Phase 1: **Erholung (1 Woche)**

5 – 6 Wochen vor dem Hauptwettkampf wird eine Erholungswoche mit drastischer Umfangsreduzierung eingelegt. Sie dient auch der psychische Erholung von den vorausgegangenen harten Wettkämpfen. Die Belastungsumfänge sind gering bis mittel, die Trainingsintensität ist gering und es wird vor allem mit allgemeinen Übungen trainiert.

Phase 2: **Aufbau (2 – 4 Wochen)**

In dieser Phase wird das Belastungsmaximum des Jahres erreicht. Das Grundlagenausdauer- und Kraftausdauertraining nehmen den Schwerpunkt dieser Phase ein. Die dynamische Folge der Schwerpunkte Grundlagenausdauer I / Kraftausdauer I und Grundlagenausdauer II / Kraftausdauer II muß eingehalten werden. Den Abschluß bildet eine ruhigere Regenerationswoche.

Phase 3: **Leistungsausprägung**

Diese Phase entspricht der Trainingsgestaltung des 2 – Wochen – Taperings. Zu Einsatz kommen jetzt vor allem Wettkampfübungen in wettkampfnaher Intensität.

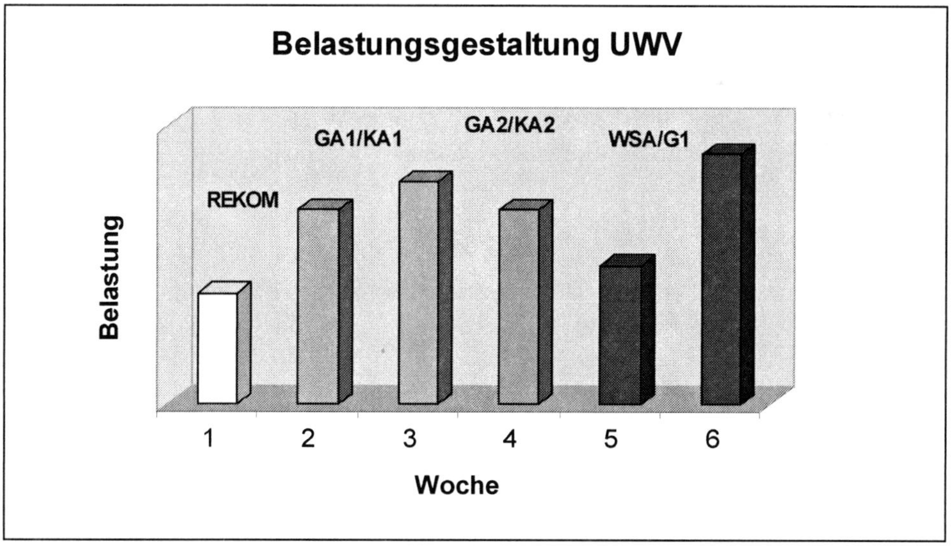

Abb. 12/7: Belastungsgestaltung beim 6-Wochen-Tapering

7.6 Krafttraining für Ausdauersportler

Das Krafttraining hat auch für Ausdauersportler eine wichtige Bedeutung. Je nach Disziplin können zum Teil beträchtliche Leistungsreserven erschlossen werden. Als Beispiel seien hier die Radsportler, Eisschnellläufer oder Schwimmer erwähnt. Das Ziel des Krafttrainings ist die möglichst hohe Ausprägung der wettkampfspezifischer Kraftausdauerfähigkeiten.
Zum Einsatz kommen das Maximal- und das semispezifische Kraftausdauertraining und begleitend dazu das spezifische Kraftausdauertraining.
Generell kann innerhalb eines Makrozyklus unterschiedlich vorgegangen werden:

1. Eine lange Etappe des Maximalkrafttrainings über mehrere Monate, anschließend eine lange Etappe des semispezifischen Kraftausdauertrainings, begleitend dazu das spezifische Kraftausdauertraining.
2. Während der gesamten Vorbereitungsperiode werden das Maximalkraft- und das semispezifische Kraftausdauertraining parallel ausgeführt. Auch dazu wird das spezifische Kraftausdauertraining begleitend durchgeführt.
3. Nach einer kürzeren 3 bis 4-wöchigen Etappe des Maximalkrafttrainings wird anschließend ebenfalls für 3 bis 4 Wochen ein semispezifisches Kraftausdauertraining durchgeführt. Dieser Block wird während der gesamten Vorbereitungsperiode mehrmals durchlaufen. Auch hier findet das spezifische Kraftausdauertraining begleitend statt.

Während der Wettkampfperiode wird das Krafttraining an den Geräten ausgesetzt. In dieser Phase wird aber weiter mit dem spezifischen Krafttraining gearbeitet, also z.B. im Radsport durch das Fahren mit großen Gängen und niedrigen Umdrehungszahlen, oder im Laufsport durch Berganläufe.
Das allgemeine Athletiktraining wird ebenfalls das ganze Jahr durchgeführt, wobei der Schwerpunkt auf den Beginn der Vorbereitungsperioden liegt. Diese Training sichert auch eine hohe allgemeine Belastungsverträglichkeit und hilft Überlastungsschäden und Verletzungen zu vermeiden.
Nachfolgend sind exemplarisch mögliche Strukturen des Krafttrainings bei einer Einfach-, Doppel- und Dreifachperiodisierung dargestellt. Sie dienen als grobe Orientierung und können je nach individuellen Bedürfnissen und Ausdauerdisziplin entsprechend abgewandelt werden.

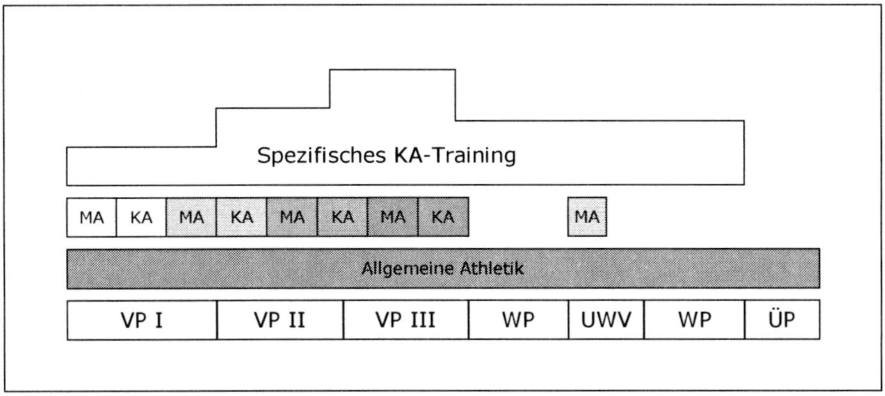

Abb. 13/7: Struktur Krafttraining bei einer Einfachperiodisierung

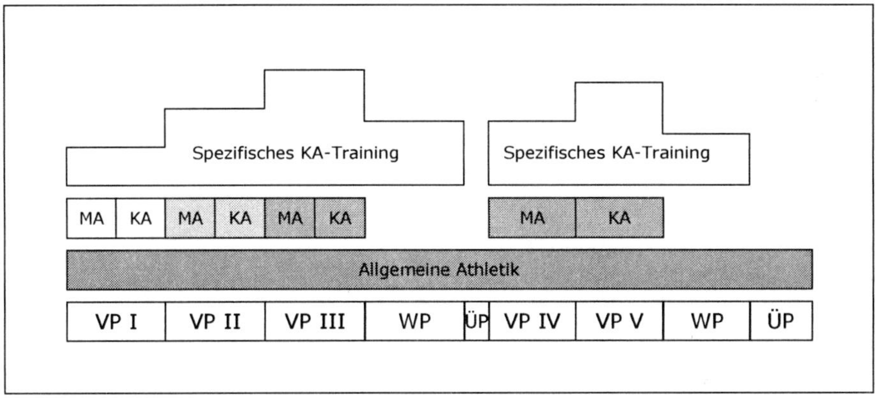

Abb. 14/7: Struktur Krafttraining bei einer Doppelperiodisierung

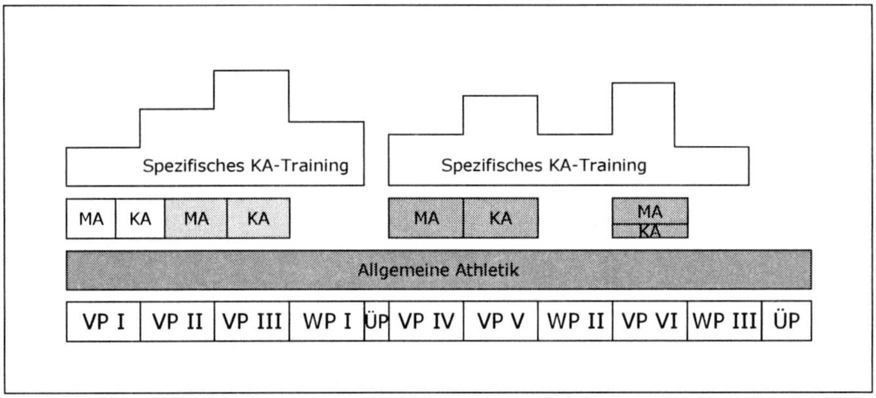

Abb. 15/7: Struktur Krafttraining bei einer Dreifachperiodisierung

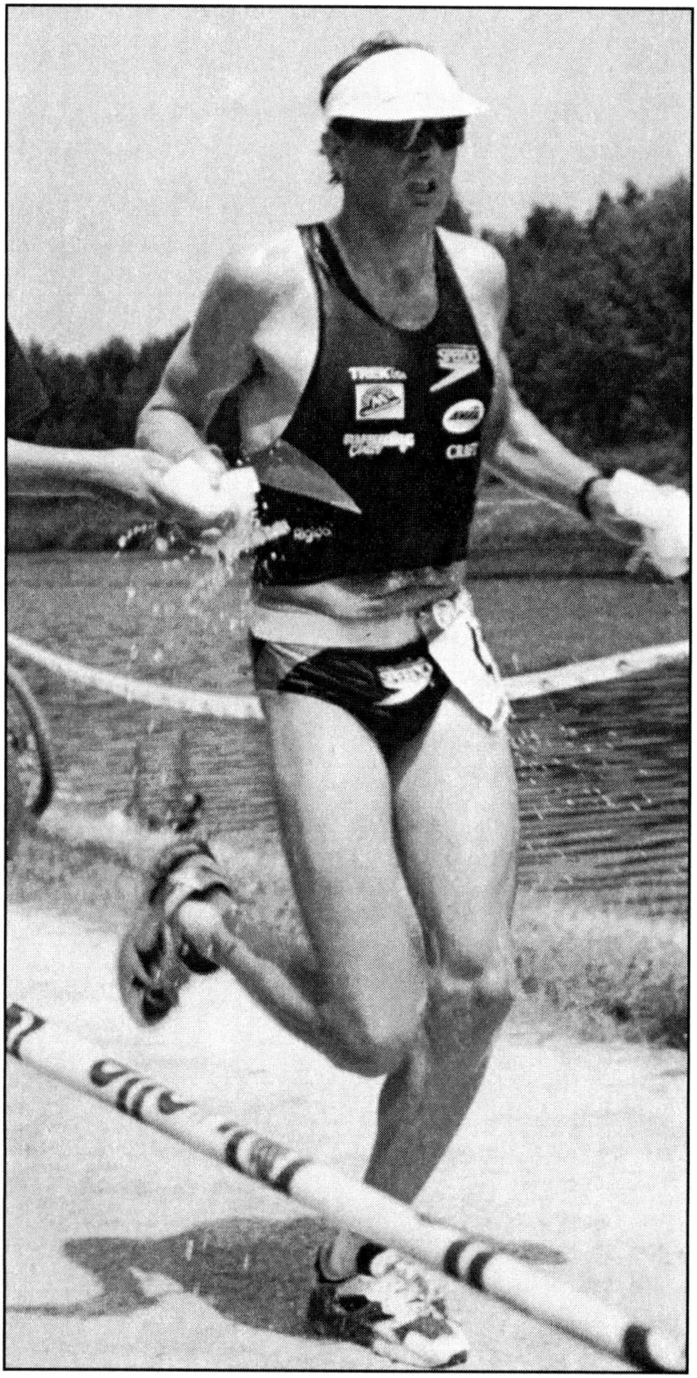

8 Höhentraining als physiologische Leistungsreserve

Seit vielen Jahren hat sich das Höhentraining in der Trainingsplanung von Hochleistungssportlern aller Ausdauerdisziplinen bewährt. Es dient es als probates Mittel um letzte Leistungsreserven zu erschließen.
Durch Training unter Höhenbedingungen kann der Organismus höheren Belastungsreizen ausgesetzt werden als unter Flachlandbedingungen. Diese Begebenheit können vor allem Athleten nutzen, die bereits an ihren individuellen Leistungsgrenzen angelangt sind. Für sie sind diese neuartigen Trainingsreize eine Möglichkeit für weitere Leistungssteigerungen.
Ein mehrmaliger Einsatz im Jahresverlauf, sogenannte Hypoxieketten, können dabei die Wirksamkeit weiter erhöhen.
Im Gegensatz zum Einsatz bei Hochleistungssportlern, ist die Anwendung bei Sportlern, deren Ausdauer auch mit konventionellen Mitteln weiter gesteigert werden kann, mit Vorsicht zu genießen. Dadurch kann langfristig eine weitere Leistungsentwicklung negativ beeinflusst werden.
Das Höhentraining sollte also erst langsam und vorsichtig auf Grundlage einer bereits sehr gut ausgebildeten Grundlagenausdauerfähigkeit in den Trainingsablauf eingebunden werden.

8.1 Anpassungseffekte

Bedingt durch den geringeren Sauerstoffgehalt der Luft in größeren Höhen kommt es für den menschlichen Organismus zu einer Reduzierung der Sauerstoffaufnahme. Dies bedeutet für den Körper eine erhöhte Beanspruchung bei körperlicher Betätigung.
Durch den Sauerstoffmangel und das Training unter Höhenbedingungen kommt es zu zahlreichen Anpassungs- und Ökonomisierungserscheinungen im Organismus, wobei der Schwerpunkt der Anpassung in den Bereichen der Sauerstoffaufnahme, -transport und -nutzung zu finden ist:

- Herabgesetzte Sauerstoffbindung des Hämoglobins, wodurch die Abgabe des Sauerstoffs an die Zellen erleichtert wird.
- Verbesserte Fließeigenschaft des Blutes.
- Vergrößerte Sauerstofftransportkapazität des Blutes.

Der alleinige Aufenthalt in größeren Höhen bringt noch keinen Leistungszuwachs, erst in Verbindung mit körperlichem Training tritt ein positiver Effekt auf.
So erweist es sich auch nicht als Nachteil, wenn unter Höhe trainiert und unter Normalbedingungen geschlafen wird. Dies nutzt man beispielsweise auch bei Training unter künstlichen Höhenbedingungen in sogenannten Barokammern, oder unter dem Einsatz von Atemmasken.

Kommt der Sportler nach erfolgreich gestaltetem Höhentraining wieder ins Flachland zurück können zahlreiche funktionelle Verbesserungen verzeichnet werden:

- Erhöhte Geschwindigkeit unter aerober Stoffwechsellage
- Ökonomisierung der aerob/anaeroben Stoffwechselprozesse
- Subjektiv empfundene höhere Belastungsverträglichkeit
- Erhöhtes Niveau und Stabilität der Grundlagen- und Kraftausdauer
- Verbesserte wettkampfspezifische Ausdauer

Ein wirkungsvolles Training unter natürlichen Höhenbedingungen sollte mindestens zwei, besser drei, Wochen betragen. Nach diesem Zeitraum sind dann etwa 80 Prozent des maximalen physiologischen Entwicklungspotentials erreicht. Unter künstlichen Höhenbedingungen ist ab etwa 12 Tagen mit mindestens 20 Stunden aktiver Belastung mit positiven Effekten zu rechnen.

8.2 Höhenlage

Normalerweise spricht man ab Höhenlagen von etwa 1500 bis 1800 Metern von Höhentraining.
Lediglich bei einem erstmaligen Einsatz zur Gewöhnung an diese Trainingsform können auch Höhen um die 1200 bis 1500 Metern genutzt werden.
Größere Höhen sind vor allem für höhentrainingserfahrene Athleten mit bereits sehr hoch ausgeprägtem Ausdauerniveau sinnvoll.
Als Obergrenze für eine sinnvolles Höhentraining hat sich etwa eine Höhe von 3500 bis 3800 Metern gezeigt. In noch größeren Höhen ist der Sauerstoffpartialdruck der Luft zu gering um noch anpassungsadäquate Belastungen durchführen zu können.
Als sehr wirkungsvoll hat sich auch die Kombination verschiedener Höhen, sowohl innerhalb eines Trainingslagers, als auch bei Nutzung mehrerer Aufenthalte, während des Trainingsjahres, erwiesen.

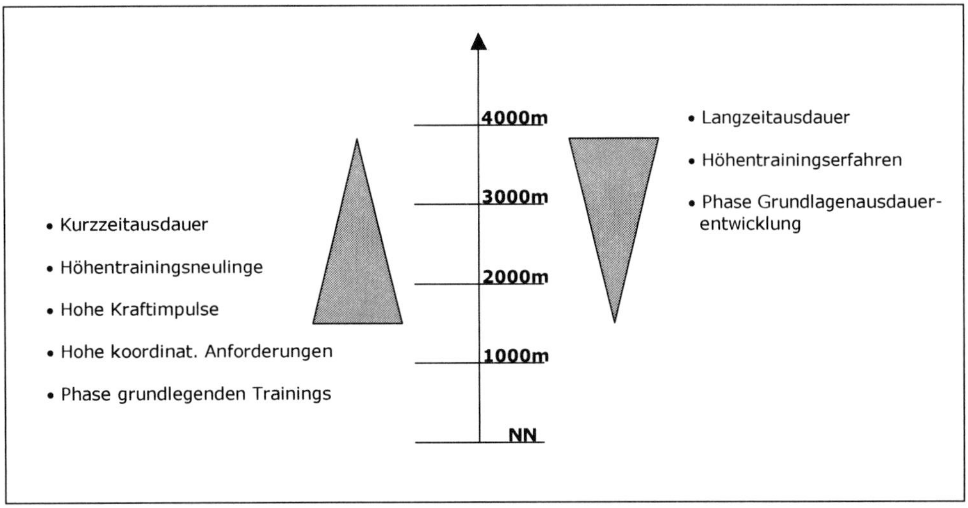

Abb. 1/8: Höhenlagen und ihre Einsatzmöglichkeit

8.3 Voraussetzungen

Ein Höhentraining ist in erster Linie für Athleten geeignet die bereits über ein hohes Niveau der Grundlagenausdauerfähigkeiten verfügen. Für die effektive Gestaltung des Höhentrainings sind folgende Gesichtspunkte zu beachten:

- biologische Alter
- Trainingsalter
- einwandfreier Gesundheitszustand des Athleten
- hohes Niveau der Grundlagenausdauer
- gute allgemeine psycho-physische Frische
- Auswahl der Höhe je nach Höhentrainingserfahrung

8.4 Belastungssteuerung

In der Höhe kommt es zu spezifischen, gegenüber Normalbedingungen abweichenden Reaktionen des Organismus. Dies gilt es bei der Belastungssteuerung zu berücksichtigen.
Bewährt haben sich folgende Maßnahmen:

- Tägliche Kontrolle des Körpergewichts.
- Tägliche Kontrolle der Ruheherzfrequenz.
- Kontrolle der Belastungsherzfrequenz, es können die selben Grenzwerte wie unter Normalbedingungen herangezogen werden.
- Kontrolle der Ernährungsgewohnheiten, vor allem auf eine ausreichende Flüssigkeitszufuhr ist zu achten, da in der Höhe ein vermehrter Schweißverlust auftritt. Auch der Bedarf an Vitaminen und Mineralien ist erhöht, hier gilt es vor allem auf eine erhöhte Zufuhr von Eisen und Vitamin C zu achten.

8.5 Prinzipien des Höhentrainings

Grundlegend unterscheiden sich die Trainingsprinzipien für ein Höhentraining nicht von den allgemeinen Trainingsprinzipien. Sie können lediglich um einige Ergänzungen erweitert werden:

- Zentraler Aspekt des Trainings unter Höhenbedingungen ist die Entwicklung der disziplinspezifischen aeroben und aerob/anaeroben Ausdauer- und Kraftfähigkeiten.
- Trainingsbelastungen mit anaerob-laktazider Energiebereitstellung sollten nur sparsam eingesetzt werden.
- Die Leistungsausprägung durch Schnelligkeitsausdauer- und Wettkampfausdauertraining ist nach einem Höhenaufenthalt erst auf Normalbedingungen vorzunehmen (Ausnutzung des sogenannten „Nachhöheneffekts").

8.6 Gestaltung eines Höhentrainingslagers

Zur Vorbereitung auf ein Höhentrainingslager sollte im Vorfeld der Schwerpunkt des Trainings auf die Ausprägung der aeroben Leistungsfähigkeit mittels Grundlagenausdauertrainings gelegt werden.
Das effektive Trainingslager wird dann nach folgender Strukturierung gestaltet:

1. Vorbereitung auf die Höhenbedingungen. Diese Trainingsphase ist durch aerobe Ausdauerbelastungen und umfangreiche Regenerationsphasen

geprägt. Sie umfasst die Woche vor der Abreise. Ziel ist es, in erholtem und gesunden Zustand in die Höhe zu reisen.

2. Die ersten vier bis sechs Tage sind durch eine langsame Akklimatisation an die Höhenbedingungen gekennzeichnet, extensive aerobe Grundlagenausdauerbelastungen bestimmen das Trainingsgeschehen.
3. Nach der Akklimatisation kommt die eigentliche Hauptbelastungsphase des Höhentrainingslagers. Jetzt kann auch langsam eine Trainingsverlagerung in Richtung aerob/anaerober Energiebereitstellung erfolgen. Je nach Trainingsziel und Erfahrung mit dem Höhentraining kann auch das Schnelligkeitsausdauertraining zur Vorbereitung auf Wettkampfausdauerbelastungen integriert werden.
   Die einfachste Form der Nutzung des Höhentrainings in der Vorbereitungsperiode, besteht in einem durchgängigen Training im Bereich der Grundlagenausdauer 1. So können kaum trainingsmethodische Fehler begangen werden und eine effektive Gewöhnung bei erstmaligem Höhentraining wird sehr gut und in schonender Form erreicht. Zu beachten ist dabei allerdings, dass man einem Kraftverlust durch zusätzliches allgemeines, sowie disziplinspezifischen Krafttraining entgegenwirkt.
4. Den Abschluß des Trainingslagers bildet in jedem Fall ein kurzer zweitägiger aerober Trainingsblock um die anschließende Umsetzung der erhöhten Leistungsfähigkeit unter Normalbedingungen zu erleichtern.
5. Die Phase der Reakklimatisation unter Flachlandbedingungen ist zunächst von einem instabilen Leistungszustand geprägt, der Körper braucht etwa fünf bis zehn Tage um die Effekte des Höhentrainings umzusetzen. Auch in dieser Phase dominiert das aerobe und gemischt aerob/anaerobe Ausdauertraining, Schnelligkeitsausdauerelemente sollten noch sparsam eingesetzt werden.
6. Nach dieser instabilen Phase kann der leistungssteigernde Effekt des Höhentrainings genutzt werden, die Wirkung kann je nach Dauer des Höhentrainings bis über 30 Tage hinaus anhalten.

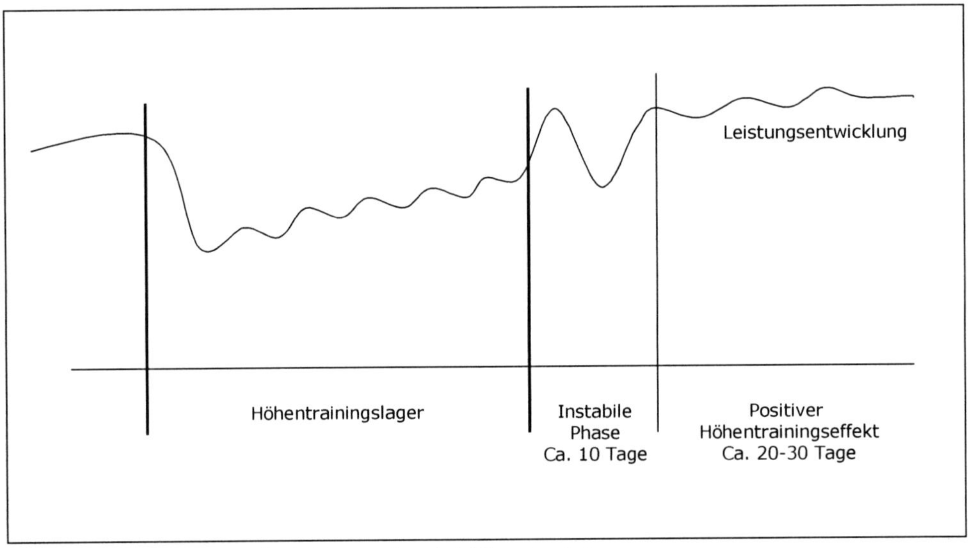

Abb. 2/8: Leistungsentwicklung durch Höhentraining

	Akklimatisation	Haupttrainings-phase I	Haupttrainings-phase II	Reakklimat-isation
Allgem. Kraft	(+)	++	++	-
GA 1 / KA 1	++	++	++	++
GA 2 / KA 2	(+)	+	++	+
Schnelligkeits-ausdauer	-	(+)	+	+
Schnelligkeit	+	+	+	+
Wettkampfspez. Ausdauer	-	-	+	-

Tab. 1/8: Einsatzschwerpunkte der Trainingsformen

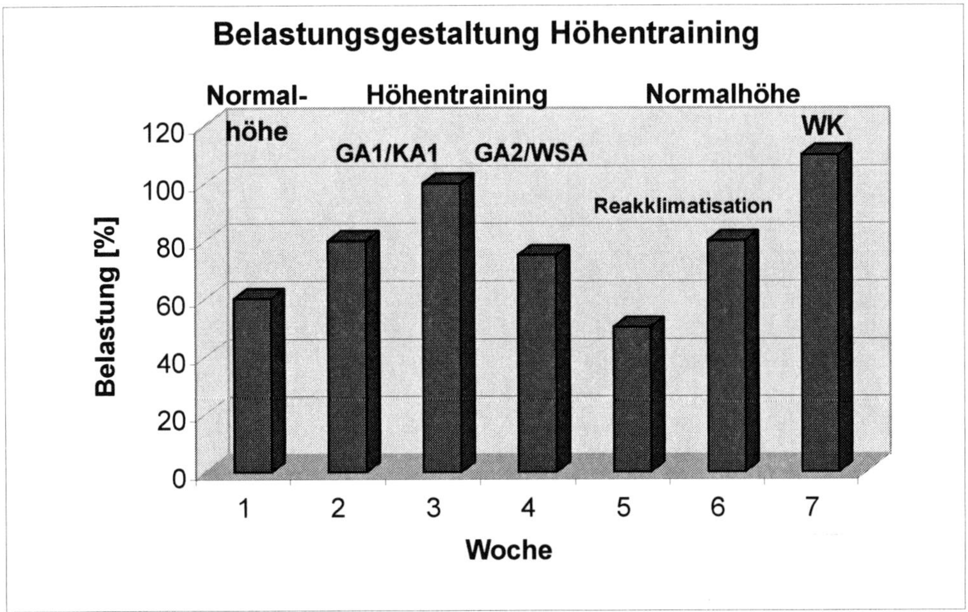

Abb. 3/8: Belastungsgestaltung im Höhentraining

8.7 Einsatz im Jahresverlauf

Das Höhentraining kann sowohl als einmalige Maßnahme eingesetzt werden als auch als sogenannte Hypoxiekette mit bis zu viermaligem Einsatz im Jahresverlauf.

Sinnvoll erscheint vor allem die Nutzung in folgenden Trainingsphasen und zur Herausbildung spezieller Fähigkeiten:

- Allgemeine Konditionierung mit allgemeinen und semispezifischen Trainingsmitteln.
- Grundlagenausdauer- und Kraftausdauerentwicklung mit spezifischen Trainingsmitteln, sowohl in aerober als auch in gemischt aerob/anaerober Wirkrichtung.
- Für Langzeitausdauerdisziplinen ist das Höhentraining auch für die Ausprägung der wettkampfspezifischen Ausdauer geeignet, da sich auch im Wettkampf die Belastungsintensität zu einem Großteil im aerob/anaeroben Übergangsbereich bewegt.

- Im ersten Teil der unmittelbaren Wettkampfvorbereitung kann das Höhentraining effektiv zur Anhebung des Niveaus der Grundlagenausdauerleistungsfähigkeit genutzt werden.

Folgende Gesichtspunkte sollten für den erfolgreichen Einsatz eines Höhentrainings noch Beachtung finden:

- Für den erstmaligen Einsatz des Höhentrainings bietet sich eine Trainingsphase mit betonter Grundlagenausdauer- und Kraftausdauerentwicklung an. Bei vorrangigen aeroben Trainingsbelastungen können erste Erfahrungen unter Höhentrainingsbedingungen gesammelt werden und trainingsmethodische Fehler vermieden werden.
- Wird ein Höhentrainingslager zwei Mal im Jahresverlauf eingesetzt, dann bietet sich der zweite Einsatz im Rahmen der unmittelbaren Wettkampfvorbereitung an.
- Bei mehrmaligem Einsatz für Hochleistungssportler kann auch effektiv mit unterschiedlichen Höhenstufen und –bedingungen gearbeitet werden, hier muß eine individuelle Gestaltung aus langjähriger Erfahrung gefunden werden.

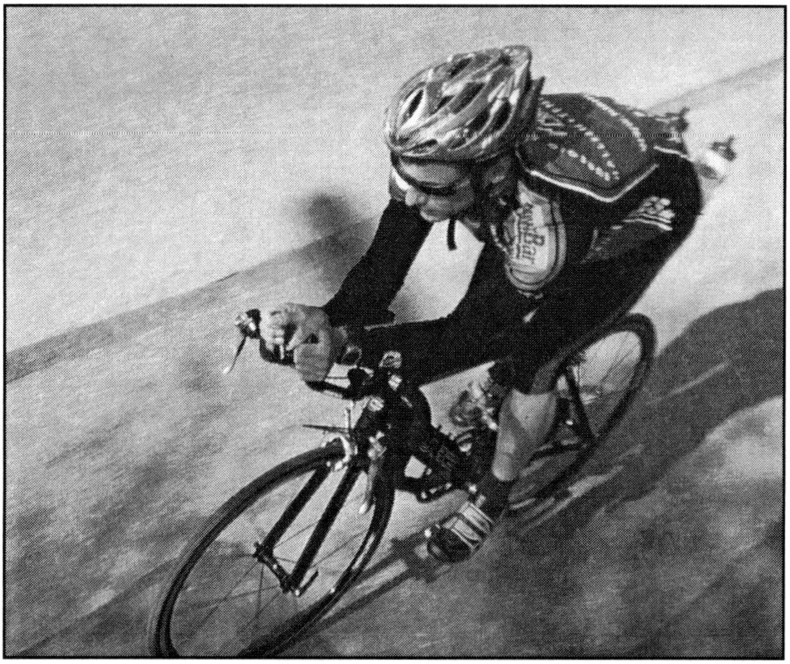

Literatur

Armstrong: Das Lance Armstrong Trainingsprogramm. Ehrenwirth Verlag; Bergisch Gladbach 2001
Aschwer: Triathlontraining. Meyer & Meyer Verlag; Aachen 1993
Autorenkollektiv: Handbuch Radsport. BLV Verlag; München 1996
Bauersfeld, Schröter: Grundlagen der Leichtathletik. Sportverlag Berlin; Berlin 1998
Boeckh-Behrens, Buskies: Fitness-Krafttraining. Rohwolt Verlag; Reinbek 2000
Buskies, Boeck-Behrens: Gesundheitsorientiertes Fitnesstraining. Dr. Loges + Co; Winsen 1996
Bremer, Engelhardt, Neumann, Wodick: Triathlon: Schwimmen, Langtriathlon, Trainingssteuerung. Verlag Ingrid Czwalina; Ahrensburg 1991
Bremer: Aktuelle Tendenzen im Triathlontraining. In: Leistungssport 3/1990
Bueno: Probleme des Höhentrainings. In Leistungssport 4/1997
Dahms: Laufen: Geschichte, Kultur, Praxis. Die Werkstadt Verlag; Göttingen 2001
Edwards: Leitfaden zur Trainingskontrolle. Meyer & Meyer Verlag; Aachen 1994
Ehrler: Triathlon, Sportverlag. Berlin 1993
Eifler: Herzensangelegenheiten. In: tour 2/2002
Engelhardt, Franz, Neumann, Pfützner: Triathlon: Medizinische und methodische Probleme des Trainings. Verlag Ingrid Czwalina; Ahrensburg 1994
Engelhardt, Franz, Neumann, Pfützner: Triathlon: 10.Internationales Triathlon Symposium Bad Endorf 1995. Verlag Ingrid Czwalina; Ahrensburg 1996
Föhrenbach: Leistungsdiagnostik, Trainingsanalyse und –steuerung im Triathlon. In: Leistungssport 3/90
Friedmann, Bärtsch: Möglichkeiten und Grenzen des Höhentrainings im Ausdauersport. In: Leistungssport 3/1999
Fuchs, Reiß: Höhentraining. philippka Verlag; Münster 1990
Grosser, Starischka, Zimmermann: Das neue Konditionstraining. BLV Verlag; München 2001
Haber: Leitfaden zur medizinischen Trainingsberatung. Springer Verlag; Wien 2001
Hegele: Regeneration im Sport. Dr. Loges + Co; Winsen 2002
Hofmann, Lindner: Erfassung kurzfristiger Veränderungen der Ausdauerleistungsfähigkeit vor, während und nach einem Höhentrainingsaufenthalt. In: Leistungssport 4/1997
Hottenrott, Zülch: Ausdauerprogramme. Rohwolt Verlag; Reinbek 1995
Hottenrott, Zülch: Ausdauertrainer Laufen. Rohwolt Verlag; Reinbek 1997
Hottenrott, Zülch: Ausdauertrainer Mountainbike. Rohwolt Verlag; Reinbek 1997
Hottenrott, Zülch: Ausdauertrainer Radsport. Rohwolt Verlag; Reinbek 1998
Hottenrott, Zülch: Ausdauertrainer Triathlon, Rohwolt Verlag; Reinbek 1998
Hottenrott: Duathlontraining, Meyer & Meyer Verlag. Aachen 1995
Janssen: Ausdauertraining. Spitta Verlag; Balingen 1999

Jonath, Krempel, Haag, Müller: Leichtathletik 1: Laufen. Rohwolt Verlag 1995

Ketterer, Krauß: Triathlon: Geschichte, Kultur, Praxis. Die Werkstadt Verlag; Göttingen 2001

Knöller: Trainingsanalyse im Ausdauersport. Czwalina Verlag; Hamburg 1997

Lehmann, Baur, Buck, Gastmann, Lehmann, Liu, Lormes, Opitz-Gress, Reissnecker, Simsch, Steinacker: Übertraining und Leistungsminderung. In: Leistungssport 5/1999

Lindner: Erfolgreiches Radsporttraining. blv Verlag; München 1993

Lychatz: Möglichkeiten des unspezifischen Ausdauertrainings mittels Radtraining im Langzeit-Ausdauersport. In: Leistungssport 4/1998

Lychatz: Zum Stand der internationalen Leistungsentwicklung im Bahn- und Straßenradsport. In: Leistungssport 3/2000

Markworth: Sportmedizin. Rohwolt Verlag; Reinbek 1994

Marquardt: Schneller Laufen mit weniger Trainingskilometern? In: Triathlon 2/2002

Michel: Mythos Übersäuerung. In: Running Special 4/2002

Mückel: Kampf der Stagnation: Grundlegendes zum Schwimmtraining. In: Triathlet 11-12/1995

Müller-Hörner: Zum Eisenmann im Sparprogramm. In Triathlet 12/1997 und 1/1998

Müller-Hörner: In den Startlöchern: Gefahrenzone „unmittelbare Wettkampfvorbereitung. In: Triathlet 6/1997

Neumann, Hottenrott: Das große Buch vom Laufen. Meyer & Meyer Verlag; Aachen 2002

Neumann, Pfützner, Berbalk: Optimiertes Ausdauertraining. Meyer & Meyer Verlag; Aachen 1998

Neumann, Pfützner, Hottenrott: Alles unter Kontrolle. Meyer & Meyer Verlag; Aachen 1993

Oschmann: Jedem das Seine, das optimale Training für Ihre Wettkampfstrecke. In: Running Special 4/2002

Petersen: Ironman. Rohwolt Verlag; Reinbek 1998

Pfeiffer: Schwimmtraining. Sportverlag; Berlin 1993

Reiß, Pfeiffer: Leistungsreserven im Ausdauertraining. Sport Verlag; Berlin 1991

Reiß, Tschiene, Pfützner: Entwicklungsprobleme und Ansätze zur Erneuerung im Nachwuchs- und Anschlusstraining der Ausdauersportarten in Deutschland. In: Leistungssport 6/1997

Rentschler: Die fünfte Jahreszeit: Die Gestaltung der Übergangsperiode im Triathlon. In: Triathlon 5/2002

Riehle: Conconi und Co. Leistungstests im Vergleich. In: Triathlet 2/1999

Riehle: Über Kurz oder Lang. In Triathlet 9/1998

Scharnagl: Der Triathlon-Trainer. Rohwolt Verlag; Reinbek 2001

Schlumberger, Schmidtbleicher: Zeitlich verzögerte Effekte beim Krafttraining. In: Leistungssport 3/1998

Schmidt: Handbuch für Radsport. Meyer & Meyer Verlag; Aachen 1994

Schnabel, Harre, Borde: Trainingswissenschaft. Sportverlag; Berlin 1994
Schröder: Radsport: Geschichte, Kultur, Praxis. Die Werkstadt Verlag; Göttingen 2002
Schurr: Das Triapendium. BoD Verlag; Norderstedt 2002
Schurr: 100 Meter. BoD Verlag; Norderstedt 2002
Simon, Medoza: Effizienz und Ökonomie im Mittel- und Langstreckenlauf. In: Leistungssport 4/1998
Sleamaker: Systematisches Leistungstraining. Meyer & Meyer Verlag; Aachen 1996
SOMC: Leistungsdiagnostik Ausdauer. SWISS OLYMPIC MEDICAL CENTER; 2001
Spanaus: Herzfrequenzkontrolle. Meyer & Meyer Verlag; Aachen 2002
Steffens, Grüning: Das Laufbuch. Rohwolt Verlag; Reinbek 1999
Thienes: Beweglichkeitstraining, BLV Verlag; München 2000
Thieß, Tschiene: Handbuch zur Wettkampflehre. Meyer & Meyer Verlag; Aachen 1999
Verchoshanskij: Ein neues Trainingssystem für zyklische Sportarten. philippka Verlag; Münster 1992
Wechsel: Planung macht den Meister. In: Triathlon 6/2001
Wechsel: Abgerechnet wird im Sommer. In: Triathlon 2/2002
Zatsiorsky: Krafttraining: Praxis und Wissenschaft. Meyer & Meyer Verlag; Aachen 1996
Zintl, Eisenhut: Ausdauertraining. BLV Verlag; München 2001